ANNA KRAFT
PROF. DR. BERNHARD HEMMER
MIT DOREEN BRUMME

Kraftakt

ANNA KRAFT
PROF. DR. BERNHARD HEMMER
MIT DOREEN BRUMME

Kraftakt

MEIN LEBEN MIT MULTIPLER SKLEROSE

südwest

*Für Milla, Emmi, Wolff, meine Mama und meinen Papa,
meine beste Freundin Katja und meine Schicksalsfreundin Krissi.*

Inhalt

Vorwort

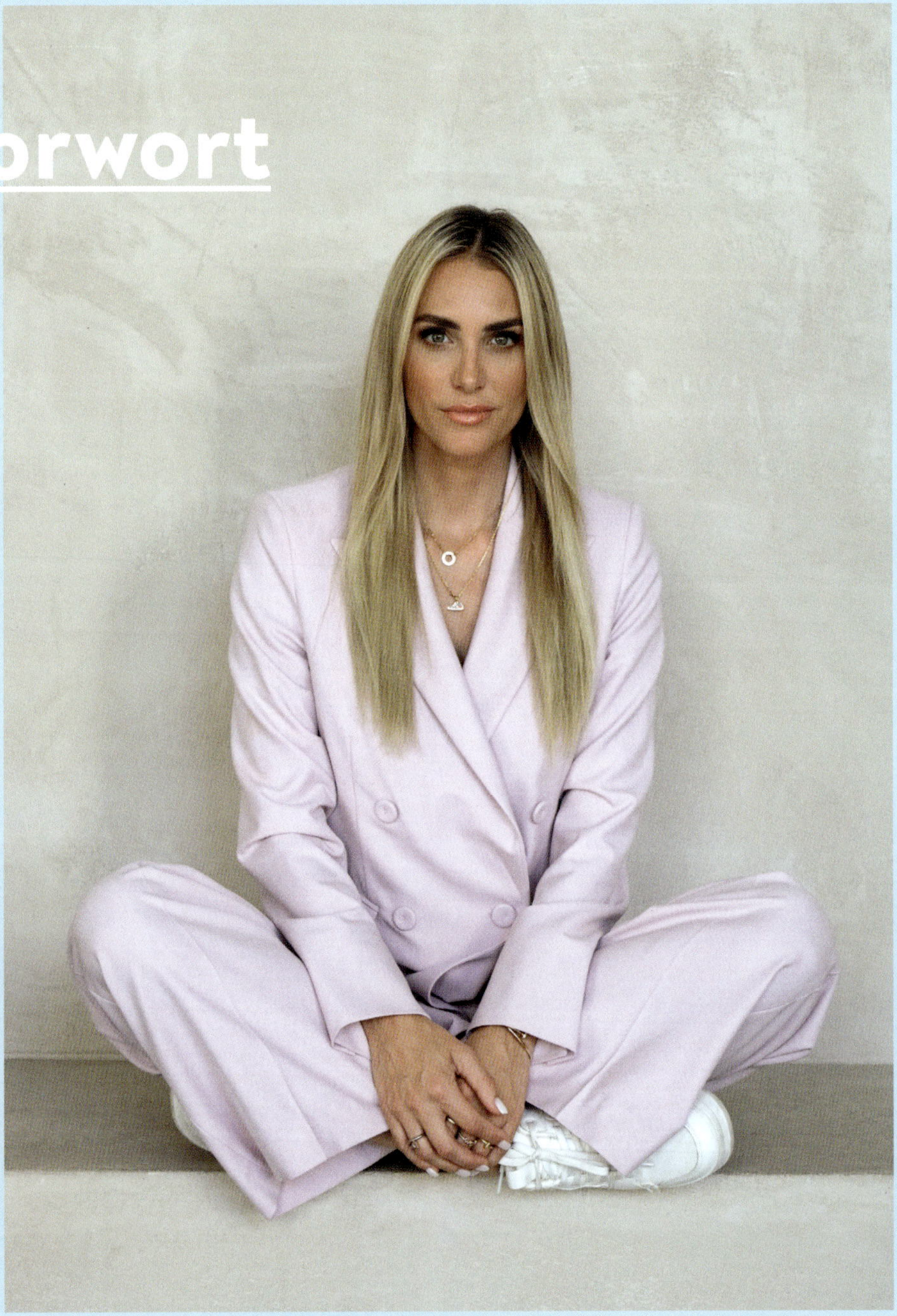

»Frau Kraft, wir wissen jetzt, was es ist!«

Als die Ärztin, die mich eben aus dem Zimmer im Münchner Klinikum rechts der Isar geholt hatte, um mich allein zu sprechen, nach ein paar Metern auf dem Gang stehen blieb, sich zu mir umdrehte, mir in die Augen sah und diesen Satz sagte, da war ich erleichtert. Dachte ich doch: Gut, dann kann die Behandlung gleich losgehen und ich komme hier schnell wieder raus. Dort wartete schließlich Arbeit auf mich! Und ich wollte nicht noch einen Job absagen, nachdem ich die mir wichtige Besprechung für meine Sendung am Wochenende, die für heute Nachmittag in Mainz angesetzt war, schon hatte streichen müssen.

Ich bekomme meine Diagnose

Dann sagte die Ärztin: »MS ... Multiple Sklerose ...«

MS? Was ist das? Geht das wieder weg? Was passiert jetzt mit mir? Diese Fragen explodierten in meinem Kopf. Ich hatte keine Antworten darauf.

»... eine unheilbare Krankheit, mit der man aber gut leben kann ...«

Die Ärztin redete weiter, doch ihre Stimme rauschte nur noch an mir vorbei. Sie sprach ruhig, sachlich, professionell. Ich war sicher nicht die Erste, der sie eine solch schwerwiegende Diagnose mitteilen musste. Sie tat mir leid.

MS.

Ich ließ meinen Blick schweifen. Von der jungen Ärztin über die in Plastikfolie verpackten Krankenhausbetten hinter ihr bis auf den Boden mit seinem perfekten Muster aus Punkten. Mein Blick hüpfte von Punkt zu Punkt, bis diese vor meinen Augen verschwammen. Wasser stieg mir in den Hals und nahm mir die Luft. Es stieg weiter und weiter, bis es schließlich in Sturzbächen aus meinen Augen strömte. Hinter dem Tränenschleier nahm ich nur noch undeutlich wahr, dass die Ärztin aufgehört hatte zu reden, mich anlächelte und mir etwas in die Hand drückte. Broschüren. Zwei Buchstaben darauf stachen mir ins Auge.

MS.

Tränenblind stolperte ich zurück ins Krankenhauszimmer, in dem ich die Nacht verbracht hatte. Krissi, die junge Frau im zweiten Bett, nahm ich in diesem Moment kaum wahr. Ich griff mein Handy und stürzte wieder aus dem Zimmer. Ich wollte allein sein und die Krankheit, die ich habe, googeln. Ich tippte MS ein, doch auf dem Gang hatte mein Handy kaum Empfang. Ich lief den Flur entlang, mein Blick klebte am Handy. Endlich ging das Internet. Und das Erste, was Google mir anzeigte, war das Bild einer Frau im Rollstuhl.

Rollstuhl? Ich? Unmöglich! Ich sah mich nicht im Rollstuhl. Ich führte doch ein gesundes Leben! War jung und noch nie ernsthaft krank gewesen. Mein jahrelanger Leistungssport als Leichtathletin hatte mich doch abgehärtet. Von sechs Trainingseinheiten die Woche hatte ich fünf im Freien absolviert, bei Wind und jedem Wetter. Seit dem Ende meiner Leistungssportkarriere war ich bis zu fünf Tage die Woche zum Training im Fitnessstudio. Mein Immunsystem müsste doch fit sein!

Die Reaktionen meiner Familie

Ich rief meinen Mann Wolff an. Es klingelte und klingelte. Er nahm nicht ab. Das ist nicht ungewöhnlich, als Sportkommentator gibt es immer wieder Momente, zu denen er nicht erreichbar ist, weil er in wichtigen Gesprächen zur Vorbereitung seiner Sendung steckt. Also legte ich auf und wählte die Nummer meiner Eltern. Meine Mutter nahm ab. Obwohl ich mir fest vorgenommen hatte, nicht mit der Tür ins Haus zu fallen, schluchzte ich ins Telefon, dass ich im Krankenhaus bin und man mir eben gesagt hatte, dass ich MS habe. »MS, Mama. Multiple Sklerose.« Das ging mir kaum über die Lippen.

Ich hörte, wie meine Mutter tief Luft holte, einmal, zweimal. »Mama?« Dann war plötzlich mein Vater am Telefon und fragte: »Anna?« Ich wiederholte, was ich gerade meiner Mutter gesagt hatte. Mein Vater schwieg nur einen Moment. Dann sagte er: »Anna, wir kriegen das alles hin. Wir kommen. Wir fahren jetzt los.«

Ich lehnte mich an die Wand und rutschte daran ganz langsam zu Boden. Die Reaktion meiner Eltern zeigte mir den Ernst der Lage eindrücklicher auf, als es die Ärztin zuvor vermocht hatte. Ich hatte meine Mutter nie zuvor sprachlos erlebt.

***

Für das Buch fragte ich meinen Vater, was damals durch seinen Kopf ging. Er berichtete mir, dass er mit den beiden Buchstaben MS sofort etwas anfangen konnte. Kaum hatte ich sie ausgesprochen, habe er ein klares Bild vor Augen gehabt: das eines Mannes in einem Rollstuhl. Der Mann sei ein früherer Kollege meines Vaters gewesen und die beiden hätten sich für Jahre aus den Augen verloren. Eines Tages sei der Mann ihm dann wieder über den Weg gerollt. »Im Rollstuhl, Anna«, sagte mein Vater mir und ich hörte die Emotionen mitschwingen. »Ich weiß schon sehr lange, was Multiple Sklerose bedeuten kann. Ich wusste es von dem Gespräch mit diesem ehemaligen Kollegen, den ich – wie es im Leben manchmal so ist – kurz darauf ein zweites Mal zufällig traf, ansprach … von ihm erfuhr ich, wie es ihm ergangen war und wie übel ihm die MS mitgespielt hatte.«

Ich fragte meinen Vater, ob er mich bei meinem Anruf aus dem Krankenhaus im Rollstuhl gesehen hätte. Was er sofort verneinte. »Mir war klar, Anna, dass seitdem viele Jahre vergangen waren. Und so klammerte ich mich in diesem Moment fest an die Hoffnung, dass sich auch bei der Multiplen Sklerose einiges getan haben würde … neue Erkenntnisse, neue Behandlungen, neue Medikamente. Natürlich konnte ich auch nicht aus meiner Lehrerhaut und habe sofort im Internet nach MS geschaut und mich auf den neusten Stand gebracht. Ich hoffte, dass dir das Schlimmste – der Rollstuhl – erspart bleiben würde. Ich ließ dieses Bild nicht zu: du im Rollstuhl. Zugleich war ich natürlich, waren wir beide, deine Mutter und ich, in großer Sorge um dich. Und mich drängte es so sehr, nach dir zu schauen, mir selbst ein Bild davon zu machen, wie es dir geht, und zu erfahren, was diese Diagnose heute, 2015, bedeutete. Ich wollte in diesem Moment nichts mehr, als an deiner Seite stehen. Deshalb entschied ich, sofort zu dir zu fahren. Wir ließen buchstäblich alles stehen und liegen und sprangen ins Auto. Deine Mutter war sehr aufgewühlt. Und du kennst mich ja. Je aufgeregter Mama wurde, desto rationaler handelte ich. Ich versuchte, das lange zurückliegende Gespräch mit meinem ehemaligen Kollegen, den deine Mutter auch kannte, zu rekapitulieren. Und mir fielen tatsächlich Gesprächsfetzen ein. Zum Beispiel, dass die Krankheit sehr individuell ausfallen könne. Dass nicht jeder daran Erkrankte im Rollstuhl landen müsse. All das nahmen wir als Anker und traten die lange Autofahrt zu dir an – das waren sicher die längsten sechs Stunden, die wir je zu dir nach München brauchten«, sagte mein Vater, als er sich an damals erinnerte. Nachdem wir noch eine Weile miteinander redeten, sagte mein Vater etwas, was mich sehr berührte: »Weißt du, Mama und ich, wir wussten beide, dass das jetzt nicht nur deine Diagnose ist, sondern auch unsere. Uns war klar, vielleicht sogar klarer als dir in dem Moment, dass wir jetzt MS hatten: Die Familie Kraft hat MS. Wir wussten ebenso, dass wir als Familie schaffen würden, was dir und damit uns bevorstand.«

Ich weiß gar nicht mehr, ob ich euch damals gesagt habe, wie viel es mir bedeutete, dass ihr sofort gekommen seid. Auch dafür ist dieses Buch: zum Dankesagen.

***

Und ich? Ich saß damals wie ein Häufchen Unglück in diesem Krankenhausflur. Das Ganze war ernster, als ich dachte. Mit Sicherheit war es schlimmer als ein eingeklemmter Nerv – mit dieser Vermutung war ich gestern Nachmittag ins Krankenhaus gekommen. Ach, wäre es doch nur der eingeklemmte Nerv! Das wünschte ich mir auf einmal. Mich beschlich ein ungutes Gefühl. Ich bleib hier nicht! Mein Drang, wegzurennen, alles hinter mir zu lassen, ließ sich kaum noch unterdrücken.

Doch ich blieb sitzen und versuchte es noch einmal bei Wolff. Als ich ihm sagte, was mit mir los ist, antwortete er: »Ach du Scheiße!« Seine Reaktion empfand ich als hart. Zugleich bestärkte sie mich in der Gewissheit, dass es sich bei MS um eine schwerwiegende Krankheit handelt. Wolff war in dem Moment, als er meine Diagnose hörte, fassungslos. Das sagte er mir, als er wenig später ins Krankenhaus kam. Wie ich wusste er wenig über Multiple Sklerose. Doch er ist durch und durch ein Optimist. Und deshalb holte er sich die Informationen, um die Herausforderung gemeinsam mit mir anzugehen. Statt sich auf seine Sendung vorzubereiten, scannte er das Internet nach MS. Das sei das erste Mal gewesen, dass er ein Spiel nahezu unvorbereitet kommentierte, gestand er Jahre später in einem TV-Interview mit uns beiden, das im Zuge meines Outings 2021 gesendet wurde. Am Telefon schob Wolff hinterher: »Aber wir schaffen das!« Sein »wir« half mir ebenso wie die Ansage meines Vaters, sofort loszufahren, dabei, mich etwas zu beruhigen.

Ich habe also MS, dachte ich. Ich hatte keine Ahnung, was das bedeutete, was mich erwartete. Ich wusste nur eins: Ich bin nicht allein mit der Erkrankung.

Warum ich dieses Buch geschrieben habe

Seit diesem Tag sind fast acht Jahre vergangen. Acht Jahre mit MS, in denen mir diese Autoimmunkrankheit viele ihrer Gesichter gezeigt hat.

Inzwischen weiß ich, dass ich mit meiner Diagnose nicht allein bin. So wie mir ergeht es jährlich bis zu 10 000 Menschen allein in Deutschland, schätzt die Deutsche Multiple Sklerose Gesellschaft, Bundesverband e. V. Die meisten von ihnen sind jünger als

40 Jahre, stehen wie ich zum Zeitpunkt der Diagnose mitten im Leben und sind wie ich damit beschäftigt, sich ihre Träume für Beruf und Familie zu erfüllen. Die Zahl der MS-Erkrankten hierzulande beziffert die DMSG auf 220 000 bis 240 000[1] insgesamt. Drei Viertel davon sind übrigens Frauen wie ich.

Als sich die Multiple Sklerose wie eine ungeliebte Verwandte, die einen besucht, ohne eingeladen worden zu sein, in meinem Leben breitmachte, suchte ich als Erstes nach einem Buch, das mir alle meine Fragen um die Krankheit beantwortete. Ein Buch, das medizinisch aufklärt, ohne zu belehren. Ein Buch, das Mut macht und Kraft gibt, wenn die Krankheit einem buchstäblich an den Nerven zerrt. Bis heute habe ich kein solches Buch gefunden. Dafür fand und finde ich immer wieder MS-Betroffene, denen es wie mir geht – und die ein solches Buch gut gebrauchen könnten, ganz gleich ob frisch diagnostiziert oder schon länger erkrankt.

Was liegt da näher für mich als Journalistin, mir und ihnen, ihren Angehörigen, Freunden und Kollegen, ein echtes Kraftbuch zu schreiben? Eine Idee war geboren.

Stark befeuert wurde diese Idee von den Reaktionen meiner Mitmenschen, nachdem ich mich Ende 2021 nach sechs Jahren als MS-Patientin outete. Sie machten große Augen, taxierten mich von oben bis unten. Ich merkte an Äußerungen wie »Das sieht man dir gar nicht an!«, »Du kannst ja noch gut laufen!«, »Du trägst ja noch hohe Schuhe!« oder »Du sitzt ja gar nicht in einem Rollstuhl!«, wie wenig zu meiner Erkrankung bekannt ist. Die meisten Menschen sehen, wenn überhaupt, jemanden im Rollstuhl vor ihrem inneren Auge, wenn sie an die Krankheit Multiple Sklerose denken. Auch das muss sich angesichts der oben genannten großen Zahl der Betroffenen ändern.

Mit einem Buch, in dem ich ...

... meine Erfahrungen mit MS schildere,

... auf medizinische Aspekte eingehe,

... praktische Tipps für den Alltag mit MS gebe

... und zeige, dass Multiple Sklerose eine chronische Krankheit – »eine, die bleibt« – ist.

Damit möchte ich dazu beitragen, der Krankheit ihren Schrecken zu nehmen. Denn den jagt sie einem ein, wenn sie stets mit dem Bild eines Menschen mit Gehhilfen oder im Rollstuhl verbunden wird. Der Rollstuhl ist der Worst Case für MS-Erkrankte, der sich dank moderner Medizin inzwischen lange hinauszögern oder gar ganz vermeiden lässt. Die Behandlung von MS machte und macht große Fortschritte, die kaum einer kennt. Ich kläre mit meinem Buch darüber auf und entmystifiziere die MS auf diese Weise.

Gesagt, geschrieben. Hier ist mein Kraftbuch!

Ich will es keinesfalls auf die Erkrankung MS beschränken. Denn viele meiner Erfahrungen, die ich hier schildere, kennen auch von anderen (chronischen) Krankheiten Betroffene. Auch ihnen soll mein Buch Kraft geben. Ebenso wie Menschen, die in einer Lebenssituation stecken, die an ihren Kräften zehrt.

Ich freue mich sehr, dass mich der Arzt meines Vertrauens, der mich von Anfang an betreut, bei meinem Buchprojekt mit seiner Expertise unterstützt. Prof. Dr. Bernhard Hemmer ist seit 2007 Direktor der Klinik für Neurologie am TUM-Klinikum rechts der Isar in München und Spezialist auf dem Gebiet der entzündlichen Erkrankungen des Nervensystems, insbesondere der Multiplen Sklerose. Außerdem ist der Neurologe unter anderem Vorstandsmitglied des Krankheitsorientierten Kompetenznetzes für Multiple Sklerose, des Ärztlichen Beirats der Deutschen Multiplen Sklerose Gesellschaft e. V., des Exzellenzclusters SyNergy und des EU-Projekts Multiple MS.

Zudem bin ich froh, dass ich in der Umsetzung meines Buches auch Doreen Brumme an meiner Seite hatte. Mir war es wichtig, dass die erfahrene Journalistin mit dem nötigen professionellen Abstand auf meine Selbstreflexion schaute. Denn ich gehe hier ans Eingemachte! Das Leben mit einer chronischen Autoimmunerkrankung wie MS ist ein Kraftakt, daran hege ich keinen Zweifel.

Entstanden ist so ein biografisches Sachbuch mit Informationen, Ratschlägen und Tipps, in dem ich mich zeige wie noch nie zuvor. In der Hoffnung, dass es euch hilft!

Und jetzt blättert einfach um und erfahrt, was ihr über MS und den Umgang mit Krankheiten wie dieser wissen solltet!

Alles Liebe!

Eure Anna

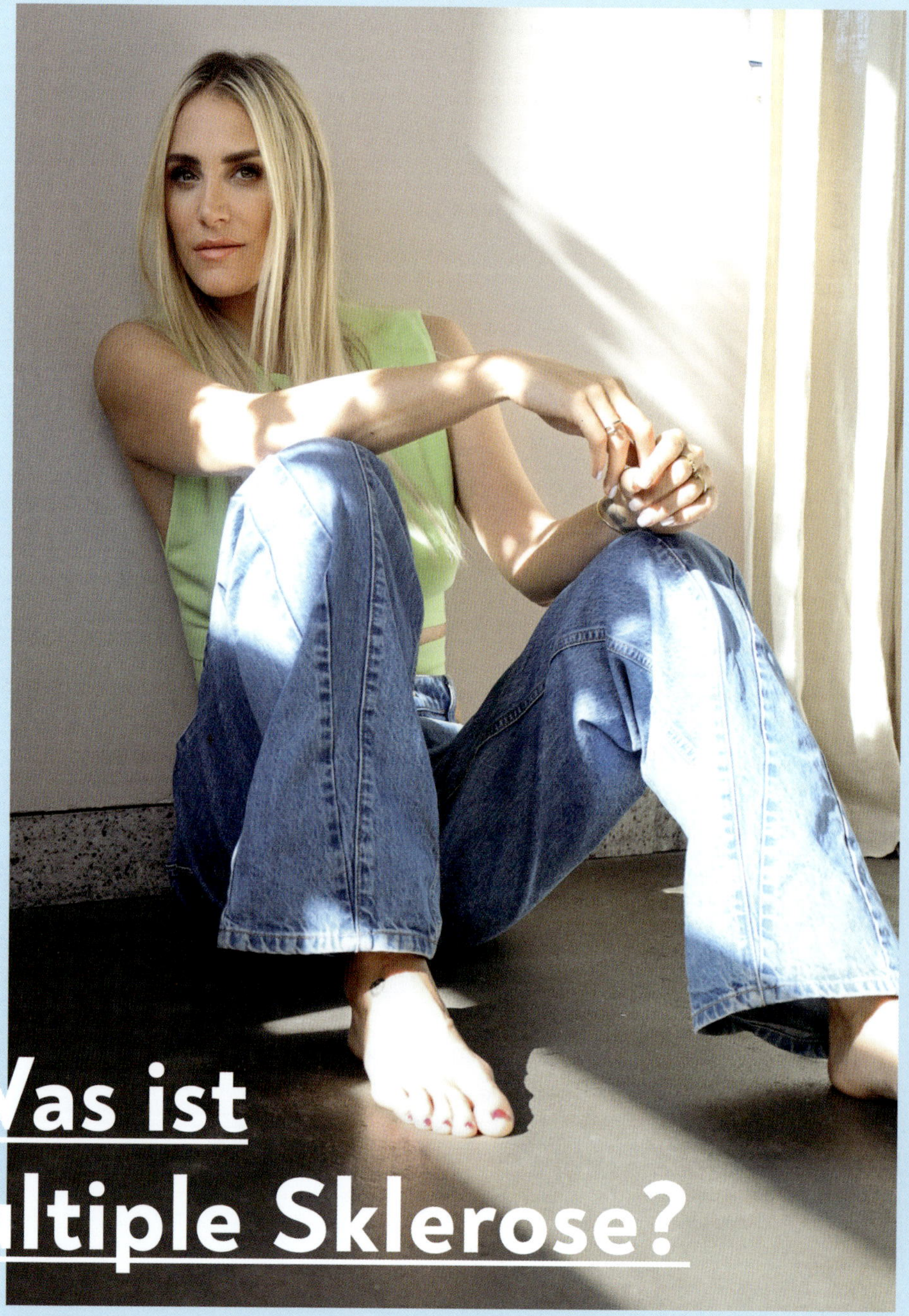

Was ist Multiple Sklerose?

Die Multiple Sklerose (MS) ist eine chronisch-entzündliche Erkrankung des zentralen Nervensystems (ZNS), also der Nervenbahnen in Gehirn und Rückenmark, die im knöchernen Schädel und im Wirbelkanal in der Wirbelsäule sicher eingebettet sind. Weil bei der MS das Nervensystem erkrankt, handelt es sich um eine sogenannte neurologische Erkrankung, wobei »neurologisch« für »das Nervensystem und die Muskulatur betreffend« steht.

MS – die Bedeutung zweier Buchstaben

Die Bezeichnung »Multiple Sklerose« lässt sich einerseits auf das lateinische Wort *multiplex*, auf Deutsch »vielfach«, »vielfältig«, und andererseits auf das altgriechische Wort *skleros*, auf Deutsch »hart«, zurückführen. Demnach bedeutet der Krankheitsname »Multiple Sklerose« ins Deutsche übertragen: »vielfache beziehungsweise vielfältige Verhärtungen«. Gemeint sind damit die Verhärtungen oder Verdickungen des Gewebes in Gehirn und Rückenmark, die als sogenannte Läsionen (Narben) zurückbleiben, wenn dort MS-typische Entzündungen stattfinden und sich wieder zurückbilden.

Ich finde, die alternative Bezeichnung *Encephalomyelitis disseminata* (ED) beschreibt das Krankheitsbild der Multiplen Sklerose aber noch treffender: *enképhalos* ist altgriechisch und heißt »Gehirn«. Die medizinische Endung »-itis« steht für »Entzündung«. Mit dem lateinischen *disseminata* für »verstreut« oder »verbreitet« ergibt sich also: »verstreute Gehirn- und/oder Rückenmarkentzündung«.

Chronische Erkrankung bedeutet, dass die MS eine Erkrankung ist, die uns Betroffene ein Leben lang begleitet. Denn noch ist sie nicht heilbar. In Verbindung mit dem Adjektiv »entzündlich« ergibt sich für die Multiple Sklerose die krankheitsspezifische andauernde verstreute Gehirnentzündung und/oder Rückenmarkentzündung als typisches Krankheitsbild.

Bei der MS gibt es nicht *den einen* typischen Krankheitsverlauf. Vielmehr variiert dieser von Patient zu Patient, sodass sich unzählige individuelle Verläufe ergeben – keiner erlebt demnach die MS wie ich, denn keine MS gleicht der anderen. Die Vielzahl ihrer Verläufe hat der Multiplen Sklerose ihren Beinamen »die Krankheit mit tausend Gesichtern« eingebracht. Was die MS als Lebensgefährtin noch unsympathischer macht: Ihr Verlauf ist nicht vorhersehbar. Es gibt zwar typische Verlaufsformen, doch die können über die Krankheitsjahre auch von einer in die andere Form wechseln.

So kann die MS verlaufen: Drei typische Verläufe

Der Großteil der MS-Patienten erlebt während der ersten Jahre mit der Erkrankung einen **schubweisen Verlauf.** Das heißt, dass die Krankheit sich mit einem Schub erstmals bemerkbar macht. Die Beschwerden, die der Schub mit sich bringt, lassen nach einer Weile nach, bestenfalls gehen sie sogar zurück. Auf einen Schub folgt dann eine schubfreie Phase, die der nächste Schub beendet. Die Abstände zwischen den Schüben variieren individuell, ebenso die Beschwerden, die er einem beschert, sowie die Intensität, mit der sie auftreten. Grundsätzlich ergibt sich bei einem derart schubweisen MS-Verlauf also ein Wechsel zwischen Phasen mit vergleichsweise guter Gesundheit und Phasen mit Schubbeschwerden. Eine maßgeschneiderte Behandlung kann die Zahl der Schübe verringern und die Beschwerden lindern, die sie mit sich bringen.

Eine geringere Zahl von Betroffenen ist mit einer **von Anfang an kontinuierlich und sich schleichend verschlechternden** MS konfrontiert (primär progredienter Verlauf).

Hinzu kommt ein sekundär progredienter Verlauf, bei dem die Betroffenen ihre MS **zunächst schubweise, dann schleichend verschlechternd** erleben. Dieser Wechsel des Verlaufs kann jederzeit erfolgen, bei den einen schon bald nach dem ersten Auftreten der MS, bei den anderen erst nach mehreren Schüben.

Was mir an dieser Stelle ganz wichtig ist, ist das Aufräumen mit noch immer verbreiteten Mythen rund um die MS:

1. Die Multiple Sklerose ist nicht ansteckend.

2. Die Multiple Sklerose verläuft nicht zwingend tödlich.

3. Bei der Multiplen Sklerose handelt es sich nicht um Muskelschwund.

4. Die Multiple Sklerose ist keine psychische Erkrankung.

Wen die MS trifft und wann sie auftritt

Laut dem aktuellen *Atlas für Multiple Sklerose*[2] erhält alle fünf Minuten irgendwo auf dem Planeten ein Mensch eine MS-Diagnose. Die Zahl der Betroffenen stieg demnach von rund 2,3 Millionen weltweit im Jahr 2013 auf rund 2,8 Millionen im Jahr 2020. Das bedeutet, dass einer von 3 000 Menschen weltweit an MS erkrankt ist. Die deutlich höhere Fallzahl im Jahr 2020 lässt sich mit besseren Erfassungsmethoden, der wachsenden Weltbevölkerung und der höheren Lebenserwartung von MS-Patienten erklären. In Mitteleuropa gilt die MS als *die* häufigste chronisch-entzündliche sowie *die* häufigste Autoimmunerkrankung des zentralen Nervensystems (ZNS). Interessanterweise tritt die Multiple Sklerose mit zunehmender Entfernung vom Äquator häufiger auf. Es gibt Vermutungen, dass dies mit der Sonnenlichtmenge und damit mit der körpereigenen Vitamin-D-Produktion in Zusammenhang stehen könnte.

***

Grundsätzlich kann die MS in jedem Alter auftreten. Das Durchschnittsalter derjenigen, die eine MS-Diagnose erhalten, beziffert der MS-Atlas auf 32 Jahre. Ich war zum Zeitpunkt der Diagnose gerade 30 Jahre alt geworden, liege damit also sogar zwei Jahre unter dem weltweiten Durchschnitt. Bedenkt man, dass die Multiple Sklerose noch unheilbar ist, resultiert aus dem vergleichsweisen jungen Durchschnittsalter der frisch mit MS Diagnostizierten auch die Tragik der Erkrankung: Sie trifft uns in einer Zeit, in der wir so richtig ins Leben starten möchten – beruflich, familiär –, und begleitet uns Betroffene dann für den größeren Teil unseres Lebens.

Von der einen oder anderen Mit-Patientin hörte ich, dass sie gerade zum Ende des Zyklus hin häufig und/oder verstärkt Beschwerden hätte, die zu dem Zeitpunkt schwer zuzuordnen seien. Die Frauen fragen sich dann: Kündigt sich die Regelblutung (Menstruation) mit einem prämenstruellen Syndrom (PMS) an oder kommt ein MS-Schub? Auf meine Nachfrage bestätigte Prof. Dr. Hemmer, dass Hormone eine wichtige Rolle bei der MS spielen würden. Ihm zufolge trete die Krankheit bei Frauen in der hormonaktiven Phase auf und sei davor und danach seltener. Der Einfluss des weiblichen Zyklus auf die Schubaktivität sei (noch) nicht vollends geklärt. Man wisse heute, dass Frauen während der Schwangerschaft in der Regel weniger Schübe hätten.

Was die MS mit dem Körper macht und warum[3]

Im Zuge der Multiplen Sklerose richtet sich das Immunsystem, das grundsätzlich körperfremde Stoffe – sogenannte Antigene wie Bakterien, Viren und Pilze – erkennen und mit Antikörpern und autoreaktiven T-Zellen abwehren soll, um mögliche Schäden zu verhindern, teils auch gegen körpereigene Stoffe im Gehirn und/oder Rückenmark. Der Grund dafür ist eine Intoleranz des Immunsystems gegenüber diesen körpereigenen Stoffen. Man spricht dann auch von einer gestörten Selbsttoleranz, die wiederum typisches Merkmal einer sogenannten Autoimmunkrankheit ist. Die »irrtümliche« Autoimmunreaktion bei der MS müsst ihr euch so vorstellen:

Die schon erwähnten Narben (Läsionen) in Gehirn und/oder Rückenmark sind das Ergebnis von Entzündungen der grauen und weißen Substanz dieser beiden Organe. Die Entzündungen entstehen, weil das körpereigene Abwehrsystem Immunzellen fehlleitet, indem es sie beauftragt, die isolierende Schicht – die sogenannte Markscheide oder Myelinscheide – von den Fortsätzen der Nervenzellen anzugreifen, was eine Entzündungsreaktion auslöst. Diese auch Axone genannten und oft langen, schlauchartigen Fortsätze haben die Aufgabe, Nervenimpulse zur nächsten Zelle weiterzugeben. Dafür ist ein Axon übrigens bestens angelegt: Es kann sich, ganz so wie die Äste eines Baumes, mehrfach verzweigen, sodass es mehrere andere Nervenzellen zugleich erreicht, um den Nervenimpuls weiterzureichen. Die Zweige des Axons heißen Axonterminale.

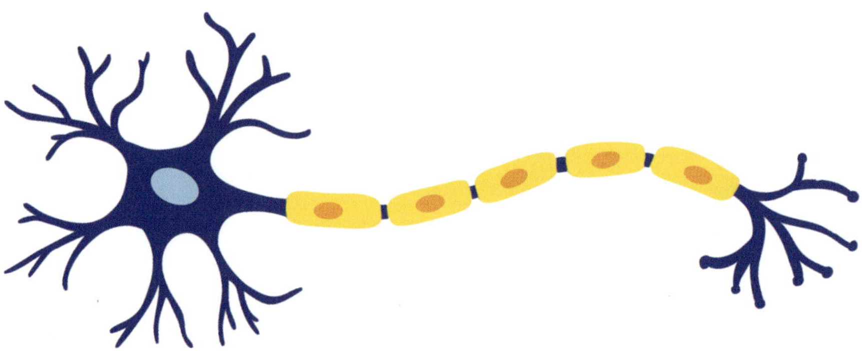

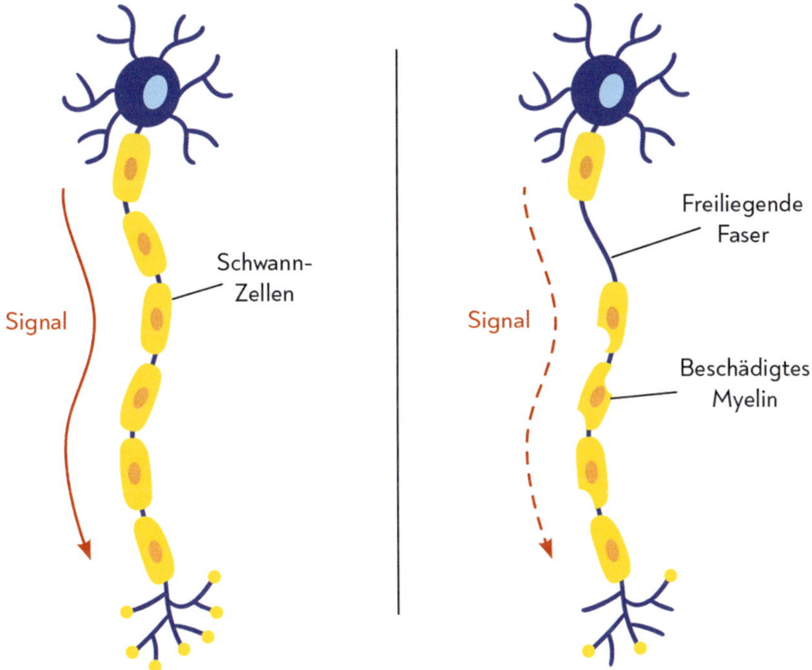

Die Myelinscheide soll die Weiterleitung von Nervenreizen möglichst verkürzen. Ihr Lieben, wir sprechen hier von Übertragungsgeschwindigkeiten von mehr als 400 Kilometern pro Stunde (km/h)! Allerdings hat die von den Immunzellen ausgelöste körpereigene Schutzmaßnahme »Entzündung« eine verheerende Wirkung: Sie hinterlässt nach ihrem Abklingen an Ort und Stelle faseriges Narbengewebe (Narben), die Läsionen. Die Entzündungen (auch Entzündungsherde oder kurz Herde genannt) zeigen sich bei dem bildgebenden Verfahren Magnetresonanztomografie (MRT) als helle oder dunkle Flecken. Ein solcher MRT-Befund ist maßgeblich für das Stellen der MS-Diagnose.

Die MS-Diagnose lässt sich im Normalfall stellen, wenn die folgenden drei Punkte zusammenkommen:

1. Der Patient hat MS-typische neurologische Beschwerden (Symptome).

2. Das MRT zeigt zeitlich und räumlich »gestreute« Läsionen. »Zeitlich gestreut« bedeutet, dass sich unterschiedlich »alte« Läsionen nachweisen lassen. Dazu ist zu wissen, dass die Läsionen je nach »Alter« verschieden auf Kontrastmittel, die zur Diagnose verabreicht werden, reagieren. Zum Zeitpunkt der MRT-Bilddiagnose aktive Entzündungsherde nehmen Kontrastmittel in der Regel eher auf als nicht mehr aktive. »Räumlich gestreut« heißt, dass sich Läsionen an unterschiedlichen Orten im untersuchten Gewebe belegen lassen.

3. Andere Erkrankungen sind ausgeschlossen (sogenannte Ausschlussdiagnose). Anders ausgedrückt: Es lässt sich keine bessere Erklärung für die Symptome oder paraklinischen Befunde der Betroffenen finden.

Die Läsionen stören fortan die Weiterleitung der Nervenimpulse. Es kommt infolgedessen zu den MS-typischen neurologischen Ausfällen: Beispielsweise bleibt der Befehl »Anna, beweg deinen Arm!«, den mein Gehirn erteilt, dann unbefolgt.

Wichtig zu wissen ist: In einem frühen Stadium der schubweise verlaufenden Multiplen Sklerose ist der Körper oft noch in der Lage, die bei der Demyelinisierung beschädigten Myelinscheiden wieder aufzubauen – den Vorgang nennt man analog dazu Remyelinisierung, sodass die Weiterleitung der Nervenimpulse kompensiert wird und sich die neurologischen Ausfälle wieder zurückbilden. Allerdings lässt diese Fähigkeit mit den Jahren, die die MS andauert, und in Abhängigkeit von ihrer Intensität nach. Die Remyelinisierung führt dann nicht mehr zum kompletten Wiederaufbau der Myelinscheiden. Im Gegenteil: Sie werden mit der Zeit immer dünnschichtiger und schadhafter.

Eine schnelle Abfolge von Entzündung, Demyelinisierung und Remyelinisierung dünnt die Myelinschicht nach und nach so weit aus, dass das Weiterleiten der elektrischen Impulse dauerhaft gestört wird. Weitere Entzündungsprozesse schädigen in der Folge auch direkt das Axon. Je nachdem, welche Axone betroffen sind, kommt es dann zu unterschiedlichen MS-Symptomen und zu bleibenden neurologischen Einschränkungen (Behinderungen).

Für die Neubildung der Myelinscheiden sind im zentralen Nervensystem sogenannte Oligodendrozyten, eine Form von Gliazellen, verantwortlich. Sie übernehmen die dafür nötigen Wartungsarbeiten. Ihre Fähigkeit, neues Myelin zu bilden, lässt jedoch mit zunehmendem Alter grundsätzlich nach: Schadhafte Axone können infolgedessen nicht mehr elektrisch isoliert werden, sie und die zugehörigen Nervenzellen sterben ab. Bei einer MS haben die Oligodendrozyten mehr als üblich zu tun und kommen mit der Myelinproduktion immer seltener hinterher.

Die große Frage nach dem »Warum geschieht genau das oben Beschriebene bei der Multiplen Sklerose?« kann die Wissenschaft heute noch nicht zufriedenstellend beantworten. Es ist bislang nicht geklärt, warum die MS überhaupt entsteht. Zwar gibt es zum einen eine Reihe von Vermutungen, welche Faktoren dabei eine Rolle spielen könnten, und zum anderen auch die Gewissheit, dass für das Entstehen einer MS mehrere Faktoren zugleich zusammenkommen müssen, es sich demnach um eine sogenannte multifaktorielle Krankheitsursache handelt. Doch das konkrete Zusammenspiel welcher Faktoren ist noch unbekannt.

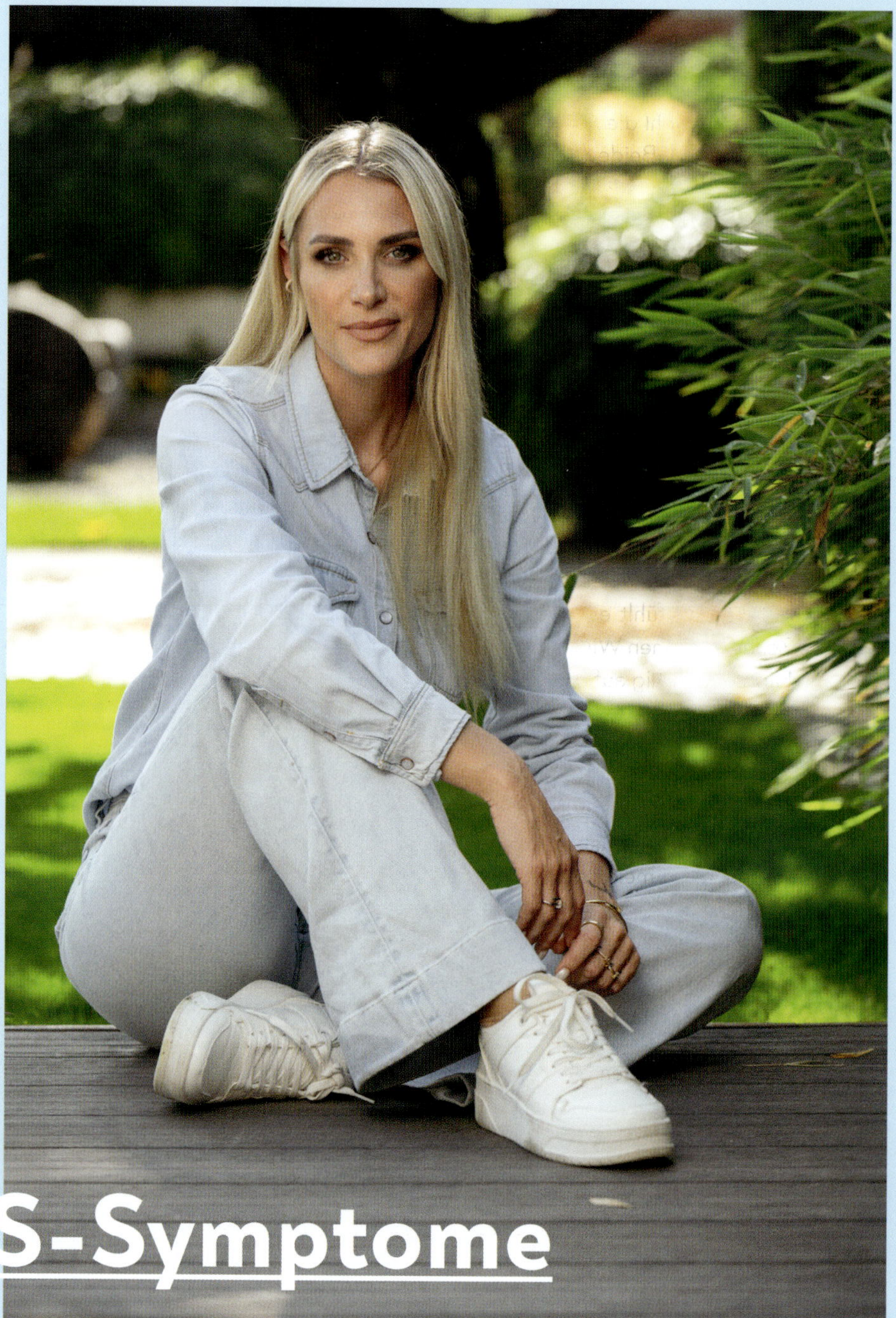

MS-Symptome

Die Multiple Sklerose wird auch »die Krankheit mit tausend Gesichtern« genannt. Der Grund: Sowohl die Anzeichen (Symptome) dafür als auch ihr Verlauf sind so vielzählig wie vielseitig. Beide variieren von Patient zu Patient.

Meine ersten Anzeichen

Mich traf die MS aus heiterem Himmel, ganz ohne jede Vorwarnung: Es war ein Mittwoch im Dezember 2015. Ich saß vormittags auf dem Stuhl meines Friseurs, um mir die Haare machen zu lassen, da mir am Wochenende die letzte Sendung des Jahres bevorstand. Bei meiner Haarlänge gehen fürs Waschen, Strähnchen färben, Schneiden und Föhnen mehrere Stunden drauf. Ich wunderte mich also nicht, dass ich irgendwann ein Kribbeln in meinem rechten Bein spürte – ganz so, als wäre es »eingeschlafen«. Ihr kennt das: Es fühlt sich an, als ob einem unzählige Ameisen auf der Haut krabbeln oder lauter kleine Nadeln in die Haut gestochen würden. Und wenn man ein »eingeschlafenes« Bein belastet, dann fühlt es sich meist taub an, sodass die Schritte wackeln. Obwohl ich die Zehen in meinen Winterschuhen immer wieder auf und ab bewegte und auch mit dem Hintern unruhig auf dem Stuhl hin und her rutschte, um das Bein zu bewegen und die Blutzirkulation anzuregen, hielt das »Eingeschlafensein« ungewöhnlich lange an und begann, mich zu nerven. Frisch gestylt wackelte ich zum Bezahlen zum Kassentresen und weiter zu meinem Auto.

Ich setzte mich in den Wagen – ich fuhr damals ein kleines Modell mit Automatik – und merkte, dass mein rechtes Bein ganz und gar nicht machte, was ich wollte. Von der Hüfte an nach unten fühlte sich alles ziemlich eklig an. Die gewünschten Bewegungen folgten verzögert und beeinträchtigt. Ich rutschte deshalb in die Mitte, sodass ich halb auf der Mittelkonsole saß, und bediente Bremse und Gas mit dem linken Fuß (hoffentlich sind unter euch keine Verkehrspolizisten).

Hatte ich mir einen Nerv eingeklemmt?

Das fehlte mir gerade noch! Ich wollte am nächsten Tag nach Mainz zur Vorbesprechung der Sendung am Wochenende. Der Termin war mir wichtig. Doch allein der Gedanke, mit dem »eingeschlafenen« Bein nach Frankfurt am Main und weiter zu reisen, bereitete mir zunehmend Unbehagen. Mir wurde klar, dass ich so auf keinen Fall anreisen und stundenlang arbeiten könnte. Das machte mich unruhig. Ziemlich unruhig sogar. Damals hatte ich noch keine Kinder und meinem Job schrieb ich neben meiner Familie und meinem Mann Wolff die höchste Priorität in meinem Leben zu.

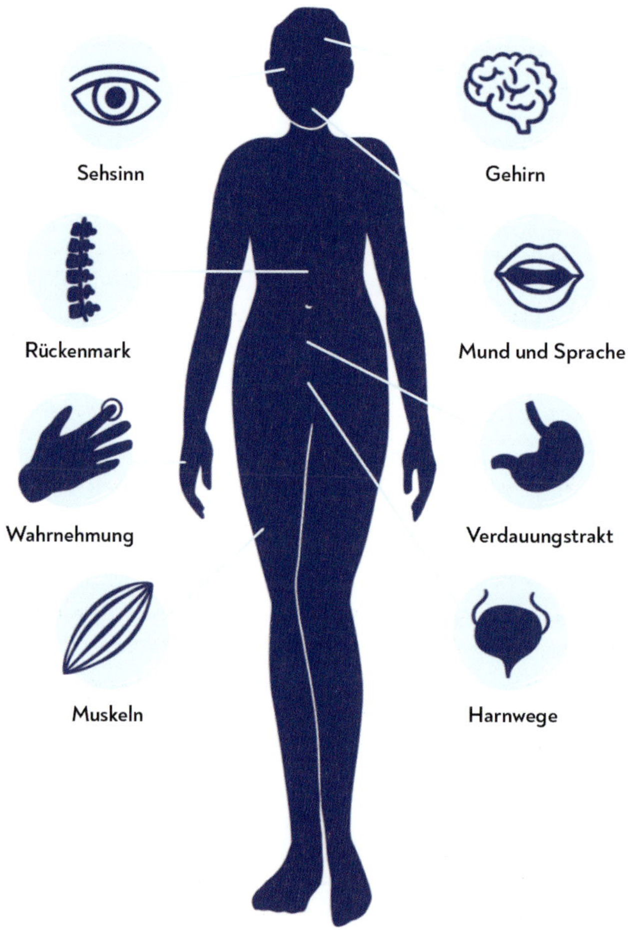

Betroffene Bereiche

Was sollte ich tun? Zum Arzt gehen? An einem Mittwochnachmittag? Die Chancen, einen anzutreffen, standen äußerst schlecht. Einen Hausarzt hatte ich damals auch nicht wirklich. Und überhaupt: Zum Arzt gehe ich immer erst dann, wenn es richtig schlimm ist. Ein »eingeschlafenes« Bein gehörte für mich nicht in die Kategorie »richtig schlimm«. Damit ihr mich nicht falsch versteht: Das ist keineswegs Heldentum von mir, sondern reine Faulheit. Ich hänge nun mal nicht gerne in Wartezimmern herum. Also fuhr ich nach Hause – bislang hat mir eine heiße Dusche noch immer geholfen. Das ist mein allheilendes Hausmittel für Momente, wenn mich etwas bedrückt, ich etwas mit mir ausmachen muss oder etwas im Argen liegt.

Wolff arbeitete an diesem Tag im Homeoffice. Er saß in der oberen Etage unserer damaligen Maisonettewohnung. Ich rief ihm zu, dass ich da bin, und verschwand direkt im Bad. Aus Ärger über mein »eingeschlafenes Bein« knallte ich die Badtür hinter mir zu. Das war so ungewöhnlich, dass Wolff seine Arbeit unterbrach und durch die Tür fragte, ob es mir gut geht. Doch das hörte ich nur mit halbem Ohr. Denn ich beschwerte mich zeitgleich lauthals darüber, dass das Wasser nicht heiß wurde. Wolff fragte ich, ob er heute auch schon Probleme mit der Wassertemperatur bemerkt hätte. Bevor er antworten konnte, drehte ich meine rechte Seite aus der Dusche und die linke unter den Wasserstrahl und schrie auf: Das Wasser war brühend heiß! Jetzt nahm ich auch die Dampfschwaden in der Dusche wahr, ein sicheres Zeichen für Heißduscher wie mich. Ich drehte meine rechte Seite wieder unter das Wasser und spürte ... nichts.

***

Heute weiß ich, dass die Empfindungsschwäche, unter der meine rechte Körperseite damals plötzlich litt, ein typisches Anzeichen für Multiple Sklerose ist. Ich empfinde bis heute Temperaturen und Druck, wie er von Berührungen herrührt, rechts nicht wie links. Zum Beispiel kann ich auf der rechten Schulter nicht unterscheiden, ob ich gestreichelt oder gekratzt werde. Das Nicht-fühlen-Können ist mir sehr unangenehm.

***

Doch zurück unter die Dusche. Damals dachte ich: Krass Anna, das muss ein ziemlich wichtiger Nerv sein, den du dir da eingeklemmt hast. Als ich aus dem Bad kam, berichtete ich Wolff von meinem »eingeschlafenen« Bein und meiner Vermutung, mir einen Nerv eingeklemmt zu haben. Dabei wollte ich es fürs Erste belassen, doch Wolff guckte mich so komisch an. »Was?«, fragte ich ihn genervt. Er meinte, ich sähe anders aus. Meine rechte Gesichtshälfte »hänge irgendwie leicht«. Bitte was? Das gab den Ausschlag. Ich beschloss, gar nicht erst nach einem Orthopäden zu suchen, sondern direkt ins nahe liegende Krankenhaus zu fahren, um mich wieder »einrenken« zu lassen. Wolff bot an, mich zu begleiten. Doch ich lehnte ab. »Nee, nee, lass mal, das mach ich schon!« Ich wusste, dass er zu arbeiten hatte, und wollte ihn nicht vom Schreibtisch wegholen. Und ich wollte der Sache auch keine allzu große Bedeutung geben. Ich verschwieg ihm deshalb auch, dass ich quasi »mit links« nach Hause gefahren war. Ich war zu diesem Zeitpunkt nicht in allzu großer Sorge. Mir war die Sache nur extrem lästig. Und ich wollte sie schnell hinter mich bringen.

Die Fahrt in die Klinik wurde trotz der kurzen Strecke länger, als ich dachte. Es war eben ein später Münchner Mittwochnachmittag in der Vorweihnachtszeit – mit stockendem Verkehr, Staus und vollen Parkplätzen.

Endlich in der Ambulanz angekommen, kümmerte man sich sofort um mich. Was für ein Glück, dachte ich noch. Es war das erste Mal, dass ich eine Krankenhausambulanz aufsuchte – ich hatte immer nur gehört, dass man dort oft Stunden warten müsse, bis man endlich an der Reihe sei. Was ich damals nicht auf dem Schirm hatte: Mein Gesicht war zweigeteilt, die rechte Seite – Wange, Mundwinkel, Augenlid – hing leicht herunter. Zudem hatte ich Wortfindungsstörungen. Die fielen mir zwar auf, aber ich schob sie dem Stress des Moments zu.

Die Notfallmediziner um mich herum agierten zügig, aber nicht hektisch. Während ich wegen des eingeklemmten Nervs mit einem Besuch in der Orthopädie rechnete, meldete man mich in der Neurologie an. Das machte mich etwas stutzig, doch dann passte das für mich. Schließlich war mein »eingeklemmter Nerv« Teil des Nervensystems. Das »Eingeschlafen«-Gefühl breitete sich inzwischen auch auf dem rechten Arm aus. Auf Dauer schmerzte das Ameisenkribbeln beziehungsweise Nadelstechen jetzt doch. Ich wünschte mir nur noch, dass dem ein Ende bereitet wird.

Ich wurde in den Keller des Gebäudes geschickt und schaute erst einmal in die Röhre: die vom Magnetresonanztomografen (MRT).

Die Magnetresonanztomografie ist ein sogenanntes bildgebendes Verfahren, bei dem präzise Schnittbilder (auch Sequenzen genannt) des Körpers in hoher Auflösung erstellt werden. Sie eignet sich gut zur Darstellung von Weichteilen und Organen. Eine alternative Bezeichnung ist Kernspintomografie, umgangssprachlich: Kernspin.

Zuvor hatte man mir gesagt, dass ich etwa 20 Minuten in der Röhre bleiben müsste. Es sollten ein Kopf-MRT (auch cMRT genannt, wobei das »c« für »cranial« steht, abgeleitet vom lateinischen Begriff für Schädel: *cranium*) und ein Rückenmark-MRT gemacht werden. Damit könnte der von den Notfallmedizinern befürchtete Schlaganfall bestätigt oder ausgeschlossen werden. Tatsächlich verbrachte ich dann die doppelte Zeit im MRT, angefühlt hat es sich noch viel länger. Dass das so lange dauerte, bestätigte mir, dass die Ärzte etwas gefunden haben müssen. Wieder draußen, fragte ich den Radiologen und seine Assistenz: »Und, habt ihr was gefunden?« Ich rechnete noch immer fest mit dem eingeklemmten Nerv. Der Arzt durfte mir den Befund nicht mitteilen, antwortete nur: »Das wird der Neurologe gleich mit Ihnen besprechen.« Daraufhin sagte ich erleichtert: »Dann kann man mich ja jetzt einrenken!« Der Radiologe meinte dazu nur, dass ich erst mal aufs Zimmer gebracht werde, alles Weitere sehe man dann morgen – da stünde noch eine weitere Untersuchung an. Dabei schaute er angestrengt auf seine Papiere und mir nicht einmal direkt in die Augen. Das schmälerte meine Zuversicht spürbar.

Als man mich wenig später auf der Stroke Unit (Schlaganfallstation) der Neurologie unterbrachte, fand ich das mehr als übertrieben. So nötig hatte ich das Zimmer doch nicht, dass ich zwischen die zumeist bejahrten Schlaganfallpatienten gequetscht werden musste!

Nachdem ich die schwere rote Tür mit dem silbernen Griff geöffnet hatte und das Krankenzimmer betrat, in das man mich geschickt hatte, nahm ich mit einem Rundblick mehrere Dinge zugleich wahr: die weißen Wände. Alle kahl – bis auf das eine unglaublich hässliche Stillleben über dem schäbigen Tisch. Den cleanen PVC-Boden. Zwei Betten, eins davon, das Bett an der Tür zum WC, belegt. Von einer sehr jungen Frau, der ich ein freundliches »Hi« zuwarf. Ihre Antwort ging in den Schluchzern unter, die sie schüttelten, während ihr Partner (zumindest schloss ich diesen Status aus der Art und Weise, wie die beiden miteinander umgingen – heute ist er ihr Ehemann) sie festhielt. Das war meine erste Begegnung mit Krissi – meiner MS-Bestie und Schicksalsschwester. Doch dazu später mehr.

Ich setzte mich auf das noch freie Bett und wartete. Doch an diesem Mittwochabend geschah nicht mehr viel. Wolff hatte auf die Schnelle eine Tasche für eine Nacht gepackt und mir vorbeigebracht. Ich schlüpfte in den Jogginganzug und die Schlappen und sagte meinen Donnerstagtermin schweren Herzens ab. Ich hatte noch nie einen Job abgesagt, weil ich krank war. Das fühlte sich nicht richtig an.

Am nächsten Morgen entnahm man mir in der Früh mit einer langen Nadel Nervenwasser aus dem Wirbelkanal, während ich auf meinem Bett saß.

Die **Lumbalpunktion** ist eine Methode zur Diagnose von neurologischen Erkrankungen wie die Multiple Sklerose. Dabei entnimmt ein Arzt mit einer speziellen Hohlnadel Rückenmarksflüssigkeit (sogenanntes Nervenwasser) aus dem Wirbelkanal (Spinalkanal) im Bereich der Lendenwirbel. Diese Flüssigkeit umgibt das Rückenmark und schützt dieses. Nach der Entnahme wird das Nervenwasser im Labor untersucht.

Das Ganze brachte mich ordentlich ins Schwitzen. Ich hatte einen Schwindel. Und mir war übel. Diese Untersuchung passte ganz und gar nicht mehr zu meiner Vorstellung von einem eingeklemmten Nerv, an den ich noch immer glaubte. Ich wartete. Die Ungewissheit machte mir zwar zu schaffen, aber noch immer machte ich mir keine allzu großen Sorgen.

Typische MS-Symptome

Auch wenn sich die für die MS typischen Entzündungen grundsätzlich überall im zentralen Nervensystem zeigen können, sind sie vor allem in den Sehnerven, im Rückenmark, im Hirnstamm und im sogenannten Marklager rund um die Ventrikel zu finden. Und auch in den Polen der Ventrikel und im Rückenmark lassen sich gehäuft Entzündungsherde ausmachen. Dabei gibt es einen engen Zusammenhang zwischen dem Ort, wo die Läsionen auftreten, und den auftretenden MS-Symptomen.

Vor der Diagnose

Studien, auch aus Deutschland, belegen, dass sich das Verhalten von späteren MS-Patienten – verglichen mit gesunden Kontrollpersonen – vor der Diagnose unterscheidet. Das deutet laut Prof. Dr. Hemmer darauf hin, dass zumindest bei einem Teil der späteren MS-Patienten schon vor der Diagnose unspezifische Symptome aufgetreten sein können, angesichts derer keiner, weder der Betroffene selbst noch der gegebenenfalls von ihm aufgesuchte Arzt, auf die Idee kam, diese mit Multiple Sklerose in Verbindung zu bringen. Es könnte auch sein, dass die womöglich doch MS-spezifischen Symptome anfangs verkannt worden sind, zum Beispiel weil der Arzt, dem sie vorgestellt wurden, kein Experte für MS war und sie deshalb falsch wahrnahm und/

oder falsch interpretierte. Ebenso sei es denkbar, dass die Symptome auch wieder verschwanden, bevor ein Arzt draufschaute.

Es gilt, einen gut gangbaren Weg zu finden, um zwischen Sensibilisierung und Übersensibilisierung – und zwar sowohl seitens der potenziellen MS-Patienten als auch seitens der Mediziner – möglichst viele MS-Patienten so früh wie möglich sicher zu diagnostizieren, sagt Prof. Dr. Hemmer. Für die Praxis heißt das: Wenn jemand ein neurologisches Problem bemerkt, beispielsweise ...

➔ eine Taubheit,

➔ einen Schwindel,

➔ ein einseitig gestörtes oder ein doppeltes Sehen,

➔ eine Gleichgewichtsstörung oder

➔ eine Blasenstörung, bei der er sein Wasser nicht mehr richtig halten kann,

dann sollten diese Symptome abgeklärt werden.

1-Tages-Regel

Und zwar insbesondere dann, **wenn die Symptome länger als einen Tag durchgehend anhalten,** erklärt Prof. Dr. Hemmer. Sie könnten demnach immer Ausdruck einer MS-Erkrankung sein, die bislang noch nicht festgestellt worden sei.

Nach der Diagnose (im MS-Verlauf)

Nach der MS-Diagnose steht immer wieder die Frage im Raum, ob MS-Patienten angesichts aufkommender Symptome, die krankheitstypischerweise in einen Schub münden können, zum Arzt gehen sollen. Sehr unsicher sind Betroffene insbesondere darin, zu erkennen, ob tatsächlich ein Schub im Anmarsch ist oder nicht – ich weiß das aus eigenem Erleben und unzähligen Gesprächen mit Betroffenen. In der Tat ist das Rätseln darum, ob angesichts bestimmter Symptome ein Schub kommt oder nicht, eins der häufigsten Gesprächsthemen zwischen Betroffenen.

Ich habe Prof. Dr. Hemmer deshalb um seine fachliche Einschätzung hierzu gebeten: Schübe gelten in den Augen der MS-Mediziner dann tatsächlich **als Schub, wenn die Symptome mindestens einen Tag durchgehend anhalten.** Dem Arzt zufolge sei jedes Symptom, das 24 Stunden anhalte, schubverdächtig.

Als klassische MS-Symptome benennt Prof. Dr. Hemmer:

- Empfindungsstörungen, zum Beispiel eine Taubheit in einer Hand oder in den Zehen (hier auch beidseitig),
- Sehstörungen (doppelte Bilder oder ein einseitiger »Schleier« vor dem Auge),
- Schwindel (insbesondere ein sogenannter Schwankschwindel, der sich mit einer Stand- und Gangunsicherheit bemerkbar macht und häufig mit einer ausgeprägten Fallneigung und Benommenheit verbunden ist),
- eingeschränkte Gehfähigkeit (ein Bein fühlt sich bei längerem Gehen schwächer als das andere und auch schwächer als sonst an).

Wichtig sei für die Entscheidung, ob man zum Arzt gehe oder noch abwarte, auch, wie stark ausgeprägt die Symptome seien. Beim Auftreten eines leichten Kribbelns in der Hand warte insbesondere der erfahrene MS-Patient oft erst einmal ab, ob dies über 24 Stunden hinweg durchgehend anhalte, bevor er seinen Arzt konsultiere. Laut Prof. Dr. Hemmer ist es heutzutage durchaus üblich, dann den Neurologen kurz anzurufen. Im Gespräch könne das weitere Vorgehen besprochen werden.

Zeigten sich dagegen Lähmungserscheinungen oder starke Sehstörungen, seien selbst die »alten MS-Hasen« erfahrungsgemäß viel schneller beim Arzt vorstellig. Und das, so erklärt Prof. Dr. Hemmer, sei genau richtig. Denn schließlich gebe es noch genug andere Erkrankungen, die neben einer MS auftreten könnten.

Meine Symptome bis heute

Nach fast neun Jahren mit meiner MS kenne ich viele der hier von Prof. Hemmer geschilderten MS-Symptome aus eigenem Erleben. Ich musste lernen, dass sie leider nicht mal eben so kommen und dann wieder gehen. Nein, zu meiner großen Betrübnis musste ich feststellen, dass die ersten Symptome blieben und sich immer wieder neue hinzugesellten – die es sich inzwischen auch gemütlich in meinem Leben machen.

Das macht mir einerseits das Leben mit MS schwerer. Es ist mein ganz persönlicher Kraftakt. Andererseits erinnern mich die teils höchst nervigen Begleiterscheinungen auch immer wieder daran, dass ich mit meiner MS eine chronische Krankheit an der Backe habe, eine Krankheit also, die bleibt. Eine, vor der ich trotz meiner langen und an guten Tagen immer noch schnellen Beine nicht davonlaufen kann – so gerne ich das auch wollte.

Wozu ich unbedingt anmerken möchte, dass ich ja nie als Erstes an die MS denke, wenn mein Körper gestört reagiert. Hakt's mit der Griffigkeit der Hände, frage ich mich zuerst: Ist das schon Rheuma, Anna? Und sehe ich plötzlich mit dem einen Auge nicht mehr scharf, sondern alles wie durch einen Schleier, sodass der grüne Fußballrasen im TV für mich auf der einen Seite doch grüner als auf der anderen ist, schießt mir spontan erst mal der Gedanke »Toll, Anna, jetzt kommst du ins Alter, wo du eine Brille brauchst!« durch den Kopf. Ich benötige dann etwas Zeit, bis ich die für mich neue Störung schließlich mit meiner MS verbinde.

Ich ringe dabei immer wieder sehr mit mir und auch mit ihr: Meine MS ist wie ein Familienmitglied, das sich in mein Leben einmischt und es mitbestimmen will. Ungefragt! Das ist so lästig. Ich würde sie gerne hochkant aus mir rausschmeißen … und kann es nicht. Also mache ich mit ihr, was ich auch mit einem unerwünschten Gast tun würde: Ich übersehe, überhöre und überfühle sie, so gut es mir gelingt. Bloß nicht zu viel Aufmerksamkeit schenken, bloß keinen Raum geben! Nur, um dann zu erleben, dass sich die MS immer wieder etwas Neues ausdenkt, um auf sich aufmerksam zu machen. Sie kriegt mich, immer wieder. Ich mache mir da auch nichts vor: Wenn ich mir die Symptomliste von Prof. Hemmer so anschaue, dann hat die MS noch ordentlich was in der Schublade.

Gerade weil viele Symptome der MS zumeist unsichtbar sind, Außenstehende sie uns Betroffenen also nicht ansehen können, teile ich an dieser Stelle die Liste meiner aktuellen Symptome gerne einfach mal mit euch:

- **Empfindungsstörungen:** Meine rechte Seite ist bis heute ein echter Störenfried, was meine Empfindungen angeht. Ich empfinde mit meiner rechten Körperhälfte anders als mit der linken. Temperaturen, Kontakt mit Textilien, seien es Bettwäsche, Handtücher oder Kleidungsstücke, Kontakt mit den Elementen Wasser, Wind, Sonne, aber auch Berührungen von Wolff, den Kindern – all das kommt nicht mehr original, sondern irgendwie gedämpft an. Zugleich reagiere ich wie hochsensibilisiert, was mitunter dazu führt, dass diese Kontakte mir von vornherein oder schon nach kurzer Zeit unangenehm sind. Hinzu kommen immer wieder Taubheitsgefühle oder das schon erwähnte »Ameisenkribbeln«.

➔ **Fatigue:** Dieses immer wiederkehrende und dann andauernde Gefühl von Müdigkeit, Erschöpfung und regelrechter Antriebslosigkeit, das ich auch mit noch so viel Schlaf, Kaffee (ich liebe Kaffee!) und Ausruhen nicht zu vertreiben vermag, macht mir im Alltag am meisten zu schaffen. Denn ich bin dann nicht immer voll da, laufe wie neben mir her und komme zu nichts. Ein Unding für mich!

➔ **Gleichgewichtsstörungen:** Die sind fürchterlich und jagen mir immer wieder einen Schrecken ein, wenn sie auftauchen und nicht wieder verschwinden. Häufig gesellt sich ein blöder **Schwindel** dazu.

➔ **Koordinationsstörungen:** Ich habe damit echt zu kämpfen. Eine der großen alltäglichen Herausforderungen ist für mich zum Beispiel das Anziehen meiner beiden Mädchen: Da kriege ich die klitzekleinen Knöpfe der Blüschen oder Kleidchen oft nicht gleich gegriffen und muss zigmal ansetzen, um die Knöpfchen durchs gefühlt noch viel kleinere Knopfloch zu friemeln. Ein Job, der einem auch ohne MS schon etliches an Fingerspitzengefühl abverlangt – Kinder halten beim Anziehen ja nicht still! – und mich mit meiner MS schier verzweifeln lässt. Von meinem kläglich gescheiterten Versuch, einen Faden durchs Nadelöhr zu schieben, um mal eben einen Knopf anzunähen, will ich hier gar nicht erst anfangen. Nähen lernen müssen unsere Mädels dann eben mit ihrem Papa! Auch die von mir innig geliebten Bastelstunden mit den Mädchen – an mir ist echt eine Kindergärtnerin verloren gegangen! – fordern meine Fingerfertigkeit arg heraus. Doch mein Bastelehrgeiz ist groß: Am Ende schaffe ich es dann doch, die Streichholzbeinchen der Kastanien-Einhörner mit Perlen als Hufe zu bestücken.

➔ **Muskelstörungen:** Auf meine Muskeln konnte ich immer zählen – mit MS ist auf sie nicht mehr zu 100 Prozent Verlass. Wenn ich eins der Mädchen mal auf den Arm nehme oder den Kasten Wasser aus dem Auto hebe, dann muss ich gefühlt enorme Kraft aufwenden, so als wäre der Widerstand größer als früher ohne MS, damit mir das gelingt. Ich beiße dann immer die Zähne zusammen, kneife die Augen zu und hoffe, dass mir weder das eine noch das andere herunterfällt. Oft spüre ich nach so einer Muskelanstrengung, dass die Muskeln sich verhärten und versteifen (sogenannte Spastik).

→ **Sehstörungen:** Die fallen mir besonders auf, wenn ich vor dem Fernseher sitze und Fußball schaue. Dann sehe ich mit dem rechten Auge beide Mannschaften plötzlich wie hinter einem Schleier verschwinden. Die Spieler sehe ich nicht mehr so gestochen scharf, die Farben nicht mehr so intensiv leuchtend und kontrastreich, sondern eher gedämpft. Das ist so ähnlich, wie wenn ich mir aus Versehen mal meine Gesichtscreme oder Sonnencreme ins Auge geschmiert habe. Ich möchte den Schleier dann am liebsten aus dem Auge wischen oder waschen – weiß aber, dass weder das eine noch das andere funktioniert.

Nach einer Routineuntersuchung meiner Augen – ich hatte eine Entzündung und fürchtete, es würde sich ein sogenanntes Gerstenkorn ausbilden – kam auch die MS zur Sprache. Wie es der Zufall manchmal will, hatte meine Augenärztin zum Thema MS und Augenleiden promoviert, also ihre wissenschaftliche Arbeit zur Erlangung der Doktorwürde geschrieben. Sie machte mich darauf aufmerksam, dass ein sogenannter Gesichtsfeldausfall (Skotom) bei der MS als Begleiterscheinung auftreten könnte. Sie riet mir dringend dazu, regelmäßig einen Gesichtsfeld-Check zu machen, falls ich das nicht eh schon täte.

→ **Verdauungsstörungen:** Auch mein Bauch tut mir immer mal wieder weh. Das fühlt sich an, als hätte ich was gegessen oder getrunken, was ich nicht vertrage. Es grummelt und schmerzt dann in meinem Bauch und den etlichen Darmmetern, die sich daran anschließen. Zugleich werde ich den Eindruck nicht los, dass die Verdauung insgesamt auch träger als früher ist. Da ist dann so ein unangenehmes Völlegefühl, das noch lange nach der Mahlzeit anhält.

Das Blöde an den Symptomen der MS ist, dass ich nie weiß, wann sie kommen, ob sie bleiben – mitunter »klopfen« sie auch nur »an« – und wann, wenn überhaupt, sie wieder gehen. Diese Ungewissheit nervt gewaltig.

Ein wichtiger Tipp: Auch wenn es zunächst einmal Aufwand bedeutet – ich rate euch dringend dazu, eine Art MS-Tagebuch zu führen. Ob digital oder analog, egal! Die alltäglichen Notizen zu eurem Befinden helfen euch, den Verlauf eurer MS zu dokumentieren, und sind für euch und eure Ärzte wertvolle Informationsquellen für die Behandlung. Das MS-Tagebuch ist ein Schritt dahin, Experte für euren Körper zu werden – der auch das Zuhause eurer MS ist.

Wann es Zeit ist, zum Arzt zu gehen

Ich möchte euch hier unbedingt bitten, dass ihr auf die Signale eures Körpers achtet. Das klingt vielleicht abgedroschen in euren Ohren, ist aber dennoch nötig. Die ersten Anzeichen der Multiplen Sklerose sind unspezifisch. Das heißt, dass sie sich verschiedenen Erkrankungen zuschreiben lassen. Und weil viele die sich in den Alltag einschleichende Erschöpfung, Müdigkeit, Sehstörungen oder das »Ameisenkribbeln« anfangs nicht allzu ernst nehmen, zumal diese ja oft auch erst einmal wieder abklingen, verstreichen im Schnitt bis zu zwei Jahre[4] vom ersten Auftritt der Symptome bis zum Behandlungsbeginn einer diagnostizierten Multiplen Sklerose. Das ist wertvolle Zeit, wenn es darum geht, den Fortschritt der Erkrankung einzudämmen. Denn selbstverständlich gilt auch für diese Erkrankung: Je eher sie erkannt wird, desto besser sind die Aussichten für eine wirksame Behandlung.

Nehmt euch die weiter oben genannte 1-Tages-Regel als Richtwert zu Herzen und fragt im Zweifel euren Neurologen, was angesichts eines Symptoms oder sonst was zu tun ist. Ich habe das genau so gemacht und mache es noch immer so. Als ich in meinen Anfangszeiten mit der MS einmal bei Prof. Dr. Hemmer saß, weil ich wegen eines Symptoms besorgt war und ihm schilderte, wie ich oft erst mal hin und her denke: Soll ich den Professor jetzt anrufen oder nicht?, da sagte er mir klipp und klar: »Frau Kraft, mir ist es lieber, Sie melden sich und wir klären das zeitnah, als wenn Sie sich darüber vielleicht tagelang den Kopf zerbrechen. Das zermürbt Sie ja auf Dauer. Besser, ich sehe Sie einmal zu oft als einmal zu selten.«

Und weil ich genau weiß, wie es sich anfühlt, wenn man angesichts aufkommender Symptome in der Klemme steckt, weil man nicht weiß, ob das ein Schub, ein Pseudoschub oder das Uhthoff-Syndrom ist, was da »anklopft«, habe ich Prof. Dr. Hemmer gebeten, die drei Möglichkeiten einmal zu beleuchten:

Ist das jetzt ein Schub oder nicht?

Der echte MS-Schub: Laut Prof. Dr. Hemmer erleben wir dann einen echten Schub, wenn die für die MS typischen neurologischen Symptome mindestens über 24 Stunden durchgehend anhalten. Ein solcher Schub wird idealerweise von einem Arzt diagnostisch bestätigt.

Das Uhthoff-Phänomen: Damit ist eine Verschlechterung in der Regel bereits bestehender Beschwerden gemeint. Diese verschlechtern sich, weil die Körpertemperatur erhöht ist. Das geschieht im Alltag recht schnell mal, beispielsweise ...

- infolge außergewöhnlicher körperlicher Aktivität (Sport),
- bei Fieber,
- bei einem heißen Wannenbad,
- in der Sauna
- und in der Sonne.

Das Uhthoff-Phänomen tritt dem Professor zufolge insbesondere im weiteren Verlauf der Multiplen Sklerose und meist bei schweren Verläufen auf. Ein Fallbeispiel: Jemand mit einer bestehenden MS-bedingten Schwäche in den Beinen nimmt ein heißes Bad und kann nach 20 Minuten nicht mehr alleine aus der Wanne steigen, weil das Uhthoff-Phänomen aufgetreten ist.

Der Pseudoschub: Dieser lasse sich nicht so scharf abgrenzen wie die beiden vorgenannten Schubtypen, erklärte mir Prof. Dr. Hemmer. Der Grund: Seine Symptome seien einem Schub nicht eindeutig zuzuordnen. Man wisse heute, dass MS-Patienten im Verlauf ihrer Erkrankung bestimmte Beschwerden entwickeln, deren Ursache (noch) unklar sei. Das sei bei gesunden Menschen ähnlich zu beobachten, führt der Neurologe weiter aus: Auch sie bekämen dann und wann neurologische Symptome, die schlussendlich (noch) nicht erklärt werden könnten. Allerdings sehe es nach heutigem Kenntnisstand so aus, als würden es Patienten mit chronischen Krankheiten häufiger mit Symptomen zu tun bekommen, die Mediziner (noch) nicht richtig gut erklären könnten. Insbesondere von einem echten Schub sei ein Pseudoschub schwer abzugrenzen. Deshalb nutze die Neurologie hier in der Regel ein MRT, um herauszufinden, ob es neue Läsionen in Gehirn und/oder Rückenmark gibt, die einen echten Schub belegen würden. Bei einem Pseudoschub spielten dem Professor zufolge außerdem psychische Faktoren eine Rolle. Er verweist an dieser Stelle auf das Krankheitsbild somatoforme Störungen, also auf körperliche Beschwerden, die sich nicht oder nicht hinreichend auf eine organische Erkrankung zurückführen lassen.

Deine MS-Symptom-Checkliste to go!

Die folgende MS-Symptom-Checkliste hilft euch dabei, dass ihr euch ein klares Bild eures aktuellen Gesundheitszustands und möglicher MS-Symptome macht.

Kreuzt dazu in der Liste an, welche Symptome ihr derzeit bemerkt, vielleicht auch, weil sie euch bereits in eurem Alltag einschränken oder weil sie sich verändert haben.

Mein Tipp: Die Checkliste könnt ihr vor dem Ausfüllen auch aus dem Buch heraustrennen, kopieren und so regelmäßig verwenden, zum Beispiel auch, wenn ihr zum Arzt geht und eure Symptome mit ihm besprechen wollt. Dank der Liste vergesst ihr nix!

Welche MS-Symptome zeigen sich im Alltag?

Das ist okay so!	*Das muss ich beobachten (lassen)!*
○ Ich bin vital und verspüre Lebensfreude. ○ Ich bin positiv gestimmt.	○ Ich bin tagsüber ungewöhnlich müde. ○ Ich fühle mich übermäßig traurig.
○ Mein Gedächtnis arbeitet gut. ○ Ich kann mich gut konzentrieren.	○ Ich vergesse mehr als üblich. ○ Ich kann mich nicht gut konzentrieren.
○ Ich spreche flüssig. ○ Meine Aussprache ist deutlich.	○ Ich habe Wortfindungsstörungen. ○ Meine Aussprache ist nicht einwandfrei.
○ Ich stehe in meiner gewohnten Kraft. ○ Ich bin gut beweglich. ○ Ich kann normal gehen.	○ Ich fühle mich (an einer bestimmten Stelle meines Körpers) kraftlos und muskelschwach. ○ Ich spüre eine Lähmung oder Muskelsteifigkeit. ○ Ich kann nur noch eingeschränkt gehen.
○ Ich habe ein normales Schmerz- und Berührungsempfinden. ○ Ich bin frei von Schmerzen.	○ Ich habe Taubheitsgefühle oder Missempfindungen. ○ Ich habe Schmerzen.
○ Meine Blase arbeitet normal. ○ Mein Darm arbeitet normal.	○ Meine Blase arbeitet nicht normal. ○ Mein Darm arbeitet nicht normal.
○ Ich kann normal sehen.	○ Ich habe Sehstörungen.

Ich habe neue Symptome – seit wann? Wie stark (schwach, mittel, stark)? Wann treten diese auf?

Wie wirken sich meine MS-Symptome auf meinen Alltag aus?

Was hat sich im vergangenen halben Jahr/Jahr verändert?	=	+	-
An wie vielen Tagen konnte ich wegen der MS nicht arbeiten?			
Wie oft war ich in meiner Freizeit aktiv und/oder verabredet?			
Wie viel Arbeit konnte ich in meinem Privatleben erledigen?			
Wie oft habe ich Medikamente eingenommen, um Beschwerden zu mindern?			
Wie selbstständig bin ich im Alltag?			
Wie viele Wege habe ich zurückgelegt?			

Was hat sich ansonsten noch verändert?

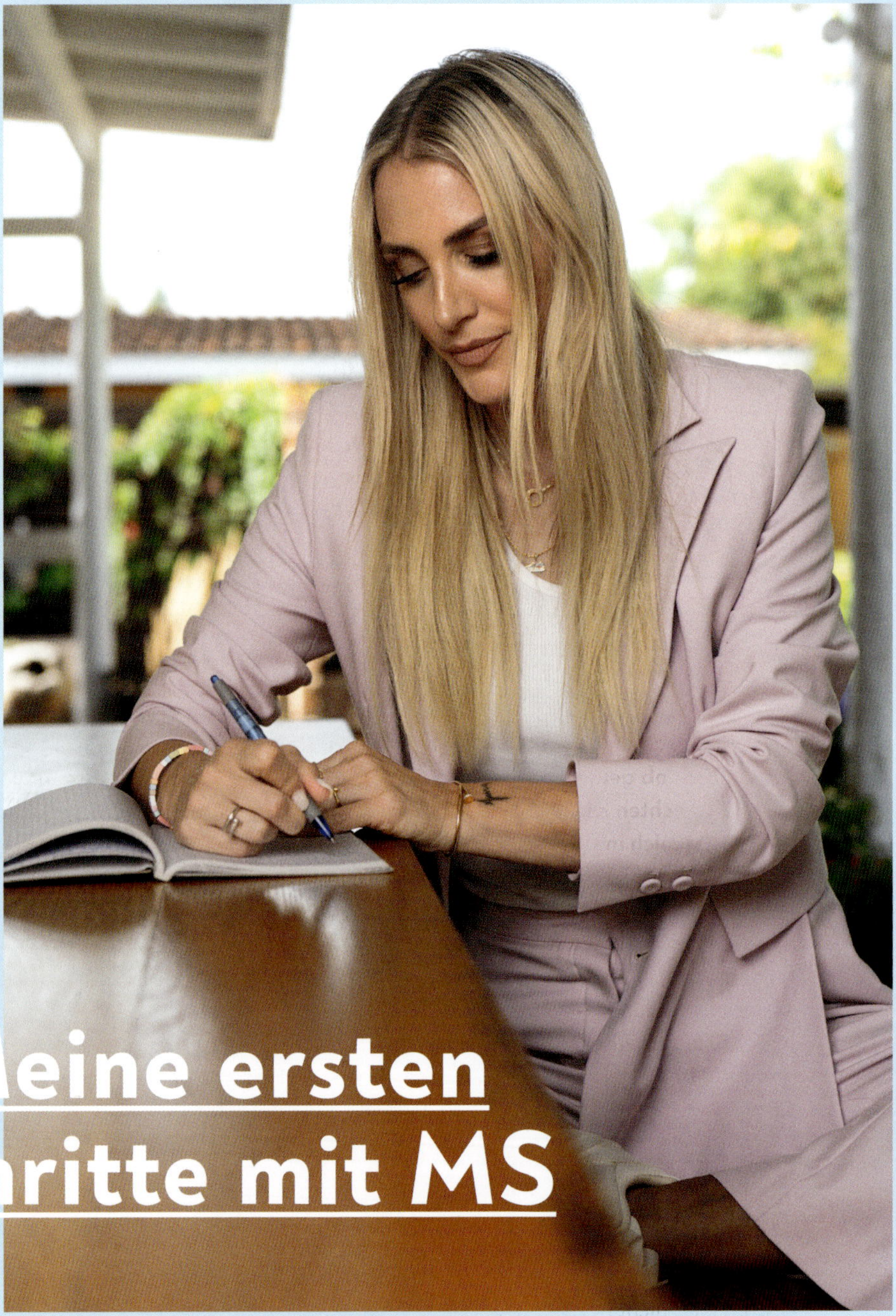

Meine ersten Schritte mit MS

In den Tagen nach der Diagnose erlebte ich den Tiefpunkt meines Lebens. Ach, was schreibe ich hier! Während dieser Tage im Krankenhaus reihte sich Tiefpunkt an Tiefpunkt, einer tiefer als der andere.

Meine tiefsten Tiefpunkte

Ich war halbseitig gelähmt, nicht mehr Herrin meiner rechten Körperhälfte. Der Ausfall meiner rechten Hand machte mich als Rechtshänderin komplett hilflos. Ich konnte mich allein nicht richtig waschen, mir nicht richtig die Zähne putzen, mich nicht kratzen, wenn es mich juckte. Ohne mein rechtes Bein konnte ich nicht mal allein ins Bad und auf die Toilette gehen. Der Infusionsständer wurde zu einer unverzichtbaren Gehhilfe. Meine rechte Hand fehlte mir bei allen Handgriffen in Bad und Toilette. Natürlich wusste ich mir anders zu helfen, doch die MS nahm mir von jetzt auf gleich einen großen Teil alltäglicher Selbstverständlichkeiten. Wem von euch mal die »wichtige Hand« ausgefallen ist, der wird auch wissen, dass das Umschalten von rechts nach links keine Sache ist, die einem sofort gelingt. Vielmehr ist das ein teils langwieriger Umlernprozess mit unzähligen Fehlgriffen.

Die Erfahrung, selbst für intime Handgriffe auf Hilfe angewiesen zu sein, das machte was mit mir. Zu erleben, dass der Befehl meines Gehirns, ganz gleich ob geflüstert oder geschrien, ob bittend oder fordernd, weder von der rechten Hand noch dem rechten Bein befolgt wurde, das tat weh. Ich fühlte mich mit dieser Funkstille zwischen Hirn und Muskeln so schlecht wie noch nie in meinem Leben.

Außerdem sorgte ich mich sehr um meine Blasenfunktion. Ich hatte ständig das Gefühl, aufs Klo zu müssen. Wer von euch den unangenehmen Harndrang bei einer Blasenentzündung oder in einer Schwangerschaft kennt, weiß, wovon ich hier schreibe. Ich befürchtete in manchen Momenten, die Kontrolle über meine Blase zu verlieren, und ging beim kleinsten Signal vorsichtshalber auf die Toilette. Zum Glück ist mir ein Kontrollverlust bis heute erspart geblieben.

***

Ich hatte meinen Körper nie geschont. Von klein auf an trieb ich Sport und wurde sehr schnell Leistungssportlerin. Ich kannte meinen Körper in- und auswendig, wusste, was er brauchte, nicht nur zum reibungslosen Funktionieren, sondern auch zum Vollbringen von Höchstleistungen. Ich hatte ihn immer dazu bringen können, zu reagieren, wie ich es wollte. Mein Körper war immer bei mir, er hatte mich noch nie im Stich gelassen. Wir waren beste Freunde. Uns verbanden Vertrauen, Verständnis und Liebe.

Hörte ich jetzt in mich hinein, blieb die rechte Seite fast stumm. Fühlte ich in mich hinein, war rechts nichts. Alles taub. Ich sah mich von außen als komplett und war innerlich nur noch die Hälfte meiner selbst. Ich hatte mich halb verloren. In die gefühlte Leere zogen Trauer, Enttäuschung, Wut, Hass und Verzweiflung ein. Immer wieder tastete ich mein Bein ab, kniff es und schlug darauf ein, um es irgendwie zu spüren. Doch da war nichts! In dem zu unserem Krankenhauszimmer gehörenden Bad ließ es mich einmal sogar buchstäblich fallen. Das war zu viel. Eine Freundschaft zerbrach. Meinen Körper sah ich plötzlich als Feind.

In diesem Moment bekam ich es erstmals so richtig mit der Angst zu tun. Sie lähmte auch noch mein Denken. Wird das so bleiben? Diese Frage trieb mich um, ließ mich kaum schlafen. Selbstverständlich lag ich in diesen Nächten in meinem Krankenhausbett wach und fragte mich immer wieder: Warum ich? Ich suchte nach dem Sinn des Ganzen.

Der Blick nach vorn wurde zur Tortur. So konnte ich mit rechts nicht mal mehr ein Mikrofon halten! Ganz zu schweigen davon, mir mit einem Stift Notizen zu machen. Ich konnte nicht mehr meinen Namen schreiben! Und ich hatte keinen Plan B.

Ich stellte mir die Fragen: Wie komme ich wieder auf die Beine? Welche Abstriche von der alten Anna, der gesunden, muss ich privat und beruflich als die neue Anna, die MS-Erkrankte, hinnehmen? Was kommt da auf mich zu? Und wann kommt es? Die MS war die große Unbekannte, die sich in mein Leben drängte. Ich musste herausfinden, wo ich sie unterbringe, wie viel Platz ich ihr einräume, wie viel Auslauf ich ihr gewähre.

Wie ich mit der Ungewissheit rang

Ich brauchte gut zwei Jahre, um das Gefühl der Ungewissheit, das die MS mit sich bringt, einigermaßen in den Griff zu bekommen. Das klingt in der Rückschau jetzt nicht so dramatisch: zwei Jahre. Doch in dieser Zeit nahm ich es Tag für Tag, Nacht für Nacht mit der Ungewissheit auf. Immer wieder aufs Neue rang ich mit ihr, verlor, gewann, wies ihr immer häufiger ihren Platz in meinem Leben zu. Anfangs brachte mich das oft an die Grenze meiner Kraft, doch ich wurde stärker.

***

Weil ich mit meinen Medikamenten noch nicht so gut eingestellt war, erlebte ich gerade in der ersten Zeit mehrere heftige Krankheitsschübe, die mich immer wieder aus der Bahn warfen und der Ungewissheit Vorschub leisteten. Es heißt nicht ohne Grund: Die ersten Jahre mit MS sind die schlimmsten.

So ein Schub kommt auf verschiedene Wege zu mir:

- Das eine Mal schleicht er sich leise an. An einem guten Tag bekomme ich beispielsweise so ein ungutes Gefühl, eine Art Vorahnung – mit der ich mich ins Bett lege, immer noch voller Hoffnung, dass sie sich nicht bewahrheitet. Am nächsten Morgen wache ich dann auf und fühle mich wie erschlagen. Der einzige Trost ist dann: Auf die Signale meines Körpers kann ich mich verlassen! Ein bis mehrere Tage fühle ich mich dann richtig schlecht, habe meine Symptome – Armkribbeln, Beinkribbeln, Taubheitsgefühle, leichte Schmerzen.

- Das andere Mal treten die Symptome eher plötzlich auf.

- Ich kann auch ziemlich sicher sein, dass ich Symptome bekomme, wenn die Kinder eine Infektion aus der Kita mitbringen und ich mich anstecke.

- Und dann sind da noch die bayerischen Föhntage, die ich als Rheinländerin in meiner Wahlheimat Bayern zunächst kennen- und als MS-Patientin dann auch schnell fürchten gelernt habe. Der Grund: Ich reagiere mit an Sicherheit grenzender Wahrscheinlichkeit symptomatisch auf die föhnige Wetterlage. Wozu ich anmerken muss, dass ich von Natur aus nicht der Typ bin, der am Vorabend oder gar noch eher checkt, wie das Wetter am nächsten Tag wird. Ich nehme das Wetter, wie es kommt. Da kenn ich nix. Diese Einstellung habe ich mir auch von der MS nicht nehmen lassen. Erst seit ich Kinder habe, checke ich öfter mal die Wettervorhersage, denn als Mutter habe ich immer Dienst und fühle mich etwas sicherer, wenn ich weiß, dass ein Föhn oder auch Hitze beziehungsweise Kälte angesagt sind. Die beiden Letzteren machen mir auch regelmäßig schwer zu schaffen.

Nach zwei Jahren etwa überließ ich mich immer seltener der lähmenden Wirkung der Ungewissheit. Ich akzeptierte die MS in meinem Leben, verinnerlichte, dass die Krankheit nicht mehr weggehen wird. Ich ließ sie im Gästezimmer. Seitdem lebe ich viel stärker im Moment.

Wie mir meine MS eine Freundin fürs Leben bescherte

In dieses Kapitel zu den ersten Schritten mit meiner MS gehört ohne Frage meine Zimmergenossin Krissi und der Beginn unserer Freundschaft. Denn die begann damals in diesem Krankenzimmer, das wir uns teilten, und hält bis heute an. Krissi ist mir zu einem der wichtigsten Menschen in meinem Leben geworden. Die MS hat uns zusammengeführt und sie hält uns zusammen. Krissi ist meine Weggefährtin und nimmt einen Platz ein, den niemand anderes in meinem Leben besser hätte besetzen können.

Krissi hatte ihre MS-Diagnose am gleichen Tag wie ich bekommen, nur wenige Minuten nach mir. Sie ist einige Jahre jünger als ich, steckte Ende 2015 noch in ihrem Masterstudium zur Betriebswirtin mit dem Schwerpunkt Gesundheitsmanagement.

Wir sind zwei grundverschiedene Menschen – und das war und ist unser Glück bis heute. Unvergesslich ist mir der Moment, als ich ins Krankenzimmer trat, mich als Anna vorstellte und auch gleich ankündigte, hier nicht lange bleiben zu wollen. So, als ob ich von vornherein ein näheres Kennenlernen ausschloss. Ich hatte keinen blassen Schimmer, wie wichtig mir Krissi schon in kürzester Zeit sein würde. Und wenn ich auch nicht an Gott glaube, so bin ich dem Universum für diese Fügung des Schicksals doch unendlich dankbar: In meiner bislang dunkelsten Zeit legte es mir buchstäblich einen Menschen an die Seite, mit dem ich diese durchstehen konnte.

Wir beide halfen uns in den ersten Minuten, Stunden und Tagen gegenseitig, an der niederschmetternden Diagnose Multiple Sklerose nicht zu zerbrechen. Wir haben tage- und nächtelang miteinander geredet, geweint, gelacht und geschwiegen.

Wenn ich mit meiner unwilligen Hand unzählige Male vergebens versuchte, mir beim krankenhaustypischen Frühstück die Käsescheibe aufs Brot zu legen und vor Enttäuschung und Wut hätte heulen können, es mitunter auch tat, dann schaute Krissi aus ihrem Bett zu mir rüber, grinste mich frech an und machte eine komische Bemerkung, die mich zum Lachen brachte. Ähnlich war es, wenn ich die mittägliche Suppe vom Teller in meinen Mund löffeln wollte und immer wieder daran scheiterte. Von oben bis unten mit Krankenhaussuppe bedröppelt, saß ich da und war dem Heulen nahe. Gemeinsam schafften wir es, der dramatischen Situation, die wir beide erlebten, etwas Positives abzuringen.

Ich weiß noch, dass wir einmal unsere wegen des mittlerweile einwöchigen Krankenhausaufenthaltes schändlich vernachlässigten Zehennägel anschauten und uns nach einer Pediküre sehnten. Zeitgleich boten wir einander unsere Hilfe an. Doch dann sahen wir uns an, schüttelten den Kopf und brachen in schallendes Gelächter aus. Das Ergebnis wäre katastrophal geworden: Krissi konnte schließlich nicht richtig scharf gucken, ich meine rechte Hand nicht steuern.

Bei mir störte die MS die Beweglichkeit (Motorik) und Empfindsamkeit (Sensorik) meiner rechten Körperhälfte, sie bescherte mir taube Gliedmaßen und nerviges »Ameisenkribbeln« auf der Haut. Bei Krissi zeigten sich andere MS-Symptome: Sie litt an Schwindel und infolgedessen an Übelkeit. Auch ihre Augen machten nicht, was sie sollten.

Uns schweißte zusammen, dass wir die gleiche Behandlung, das gleiche Medikament, sogar in der gleichen Dosis erhielten – und uns zu den Erfahrungen damit sofort austauschen konnten. Wir litten gemeinsam. Das verbindet.

***

Ich könnte hier noch seitenlang über die besondere Rolle von Krissi in meinem Leben schreiben. Doch damit bekämt ihr nur meine Sicht auf unsere Freundschaft zu lesen. Deshalb hole ich Krissi einfach mit ins Buch und lasse sie an dieser Stelle zu Wort kommen. Indem wir beide euch beschreiben, was wir uns bedeuten, was wir füreinander taten und noch immer tun, wollen wir euch ermutigen, euch, ganz gleich, in welcher misslichen Lage ihr steckt, einen Menschen an die Seite zu holen, der weiß, was ihr durchgemacht habt oder gerade durchmacht.

Anna: Krissi, wie hast du unsere erste Begegnung in Erinnerung?

Krissi: *Ich war gerade in dem Krankenzimmer gelandet, nachdem ich mir in der Nacht eingestanden hatte, dass irgendetwas nicht mit mir stimmte, und ich ins Krankenhaus gefahren war. Meine Anzeichen wie Schwindel und Sehstörungen hatten zugenommen – ich konnte sie nicht länger ignorieren. Ebenso wenig, wie ich mein Wissen ignorieren konnte, das ich mir inzwischen schon angeeignet hatte: Google zufolge litt ich an einem Gehirntumor, ich war felsenfest davon überzeugt, dass ich bald daran sterben würde. Dass die Suchmaschine auch Multiple Sklerose als mögliche Ursache meiner Beschwerden ausgespuckt hatte, zog ich für mich kaum in Betracht. Die Leute in meinem Umfeld, denen gegenüber ich meine Befürchtungen geäußert hatte, antworteten mir einhellig: »Du, MS – nee, das glaub ich nicht, das ist doch auch nicht in deiner Familie.« Das bestärkte mich noch. Und so ging ich, wie immer, vom Schlimmsten aus. Heulend harrte ich nach etlichen Untersuchungen und der stationären Aufnahme schicksalsergeben der Diagnose und meines baldigen Endes. Andi, damals mein Freund und heute mein Mann, stand hilflos an meinem Bett und reichte mir ein Taschentuch nach dem anderen.*

Und dann öffnetest du die Tür. Ich konnte dich zwar nicht scharf erkennen, zu den Sehstörungen kam ja auch noch ein Tränenschleier, aber deinen Auftritt werde ich nie vergessen: Du kamst rein, schautest mich an und sagtest: »Hi, ich bin die Anna ... aber ich bleibe hier nicht.« Dann hast du uns noch was von »einem eingeklemmten Nerv« erzählt ... Und von einer »Spritze, die das gleich in Ordnung bringen würde« ...

Du strahltest in meinen Augen das aus, woran es mir in dem Augenblick total mangelte: Optimismus. Ich sog deinen förmlich ein, mit jedem Atemzug. Das tat so gut. Deine rheinländische Frohnatur holte mich buchstäblich aus dem Eimer.

Und am nächsten Morgen steckten wir dann beide kopfüber drin: Innerhalb einer halben Stunde bekamen wir unsere MS-Diagnosen ...

Ja. Du wurdest aus dem Zimmer gebeten und kamst später wieder rein. Total unglücklich, weinend. Du hast mich gar nicht angesehen. Du griffst halb blind nach deinem Handy, das steckte in so einer Hülle im Pommestüte-Design, die mich faszinierte, und bist wieder raus aus dem Zimmer. Dann kamst du wieder und sagtest, du hättest MS. Das zerriss mir das Herz. Obwohl ich dich erst ein paar Stunden kannte, hast du mir so leidgetan. Ich fand deine Diagnose total Mist, beneidete dich zugleich aber um dein Glück. Kein Hirntumor wie ich! Nur MS!

Als dann der Arzt zu mir kam, bist du raus aus dem Zimmer. Und ich dachte nur noch: Jetzt kommt mein Todesurteil. Als der Arzt von einer »leider schlechten Nachricht« anfing, konnte ich kaum noch atmen. Hätte der nicht was von einer »chronischen Krankheit« gesagt, wäre ich an Ort und Stelle erstickt. Doch dann drang die »schlechte Nachricht« zu mir durch und war in meiner auf das Schlimmste gefassten Wahrnehmung alles andere als schlecht: Denn »chronisch krank« bedeutete ja, ich würde leben und nicht sterben! Sofort fokussierte mein Hirn vom Tumor auf MS. Tausende Fragen schossen mir durch den Kopf: Informiert, wie ich mich hatte, wusste ich von verschiedenen MS-Formen – welche hatte ich? Wie könnte man die behandeln? Könnte ich noch eine Familie gründen? Ich schaute Andi an. Wäre eine Urlaubsreise noch drin? Ich meine, der Arzt stand vor mir und redete und redete. Andi brach weinend zusammen. Ich jonglierte zig Gedanken auf einmal in meinem Kopf. Was für ein Mist! Und ich steckte bis zum Hals darin!

Ist dir klar, dass du diejenige warst, die mich mit meiner Diagnose überhaupt erst bekannt und vertraut gemacht hatte? Ich wusste ja nichts über MS!

Stimmt. Ich erinnere mich sehr gut daran. Ich habe dir alles, was ich zu der Krankheit wusste, und das war nicht wenig, erzählt. Manches sogar doppelt und dreifach. Ich war in dem Moment so froh, dass du keinen blassen Schimmer von Multiple Sklerose hattest, Anna. Denn indem ich dir die Krankheit erklärte, sortierte ich das Gedankenchaos in meinem Kopf. Mit jedem Fakt, den ich auftischte, realisierte ich die Diagnose.

Und ich dachte mir während dieser Lehrstunde in Physiologie damals: Wow!, die ist aber schlau! Und so belesen. Wie gut, dass die Krissi so viel weiß! Ich hatte schließlich kaum was von dem verstanden, was die Ärztin mir zuvor erklärt hatte. Und du hast mir das ganze Ärztelatein übersetzt! Ich bin echt froh, dass du so tickst, wie du tickst! Ich profitiere ja bis heute davon: Wenn mir mal was unklar zur MS, zu einer Therapie oder einem Medikament ist, dann kann ich dich jederzeit dazu befragen. Du antwortest immer – und immer so ausführlich …

Das ist einfach meine Coping-Strategie, Anna. Du bist ja eher der Verdränger … mitunter wünsche ich, ich könnte das auch.

Ich weiß noch, dass wir dann erst mal beide ganz schön mies zusammen schwiegen. Ich hatte fürs Erste verstanden, was die MS ist und dass ich die jetzt habe. Und du auch …

Wir mussten das beide erst mal schlucken. Und dann kam Wolff rein (ein Bekannter) und stellte sich vor. Und Andi, den die Diagnose echt umgeworfen hatte – dazu muss man wissen, dass er jemanden mit MS persönlich kannte –, lebte plötzlich regelrecht auf. Ich meine, ich hatte ja keine Ahnung! Ich kannte dich nicht. Und auch nicht Wolff. Andi dagegen kannte Wolff – aber er spielte ja auch FIFA. Die beiden Männer vertieften sich auch sofort in ein Fußballgespräch und wir beide saßen still daneben.

Ich war ganz froh, dass du mich nicht vom TV her kanntest.

Doch nur, weil ich es mit Sport nicht so habe. Dafür kannten dich und Wolff so einige von der Station …

Ja, stimmt schon. Unser Lieblingspfleger, wie hieß er noch gleich?

Volker.

Das war so klar, dass du das noch weißt, Krissi! Ja, ich glaube, der war gerne bei uns im Zimmer. Aber er hat nicht nur über Fußball gesprochen. Ich glaube, der mochte uns beide.

Ich fand erstaunlich, wie er uns immer wieder auch aus der miesesten aller miesen Stimmungen rausholte: »So, meine Damen! Jetzt machen wir erst mal das Fenster weit auf und lassen hier mal Licht und Luft rein!« Das dauerte gar nicht lange und wir waren gleich besser drauf. Ich erinnere mich noch, dass ich immer dachte: Es stimmt doch gar nicht, dass die Pfleger im Krankenhaus keine Zeit haben für ihre Patienten. Volker vermittelte mir immer, dass er sich alle Zeit der Welt für uns nimmt. Das fühlte sich echt gut an.

Wahrscheinlich hat er alle anderen Patienten vernachlässigt ... Nee, im Ernst. Ich denke, der hat sich mit uns auch köstlich amüsiert. Wir waren mit Abstand die Jüngsten auf seiner Station und haben zwischen all der Heulerei auch viel gelacht. Das steckt an.

So habe ich unsere gemeinsame Zeit auch in Erinnerung. Trotz all des Mists hatten wir eine Menge Spaß. Oder gerade deshalb ... Wenn uns einer gesehen hätte! Allein wenn wir die Fresspakete verschlangen, die uns die Männer immer brachten. Die haben uns das Leben gerettet! Ich werde nie vergessen, wie Wolff mit seiner Fußballkommentator-Stimme das armselige Abendessen aus der Krankenhausküche kommentierte. Ich habe Tränen gelacht! Überhaupt! Wolff hat immer so viel Ruhe und Optimismus ausgestrahlt. Das rechne ich ihm bis heute hoch an.

Als du ein paar Tage vor mir entlassen wurdest, ging mir das sehr nahe. Ich fühlte mich plötzlich sehr allein und verletzlich. Ich traute mich kaum, rüber zum anderen Bett zu schauen, in dem nun eine alte Frau lag.

Aber ich habe dir doch alle meine Blumen dagelassen, Anna!

Die haben mich nur noch mehr daran erinnert, dass du weg warst.

Mir fiel es auch schwer, dich dort zu lassen. Wir wussten ja beide, dass wir einander, trotz der Kürze der Zeit, in einer Tiefe kennen- und lieben gelernt hatten, die uns eng verband und bis heute verbindet. Für mich, als Einzelkind, warst du ein unerwartetes und doch so nötiges Geschenk: die Seelenschwester. Ich machte mir auch viele Gedanken darüber, ob und wie wir beide es schaffen würden, diese innige Beziehung, die wir in unserer größten Not begannen, im Alltag weiterzuführen.

Also für mich war das voll klar, dass du, ihr beide, Andi und du, fortan zur Familie gehört. Ich war so froh, dass ihr schon zu unserer traditionellen After-Christmas-Party am 27. Dezember gekommen wart. Endlich haben wir uns mal im echten Leben getroffen, nicht nur mit gewaschenen Haaren, sondern passend zum Anlass top gestylt ... und nicht in unserem Ist-doch-egal-Krankenhausschlabberlook. Und wir hatten mitten im Partytrubel unsere Momente, saßen beide da, nippten an unserem Prosecco (ich weiß, ich weiß, Alkohol ist nicht gut!) und schauten uns das bunte Treiben an.

Obwohl wir uns auch immer wieder im Krankenhaus trafen. Als du aus Sorge wegen einer Thrombose drin warst, tat mir die Vorstellung, du allein im Krankenhausbett, so entsetzlich weh, dass ich sofort kommen musste. Und als sich meine anfangs als mild-schubförmig diagnostizierte MS dann doch als hochaktiv entpuppte, da warst du es, die mich besuchte. Obwohl ich wusste, dass du mir nicht helfen konntest, den Mist nicht aus meinem Leben wischen konntest, tat es einfach nur gut, dass du da warst. Es ist einfach so: Keiner versteht mich so wie du. Unsere bedingungslose Freundschaft macht mich glücklich und hilft mir, mit MS zu leben. Du bist einfach meine MS-Base.

Ach, Krissi ... (Ich bin selten sprachlos, aber jetzt muss ich erst mal den fetten Kloß in meinem Hals wegatmen.) Wo waren wir? Was wollte ich gerade sagen? Richtig: Nicht zu vergessen, dass du nur eine Stunde nach der Geburt unserer Großen neben mir am Krankenhausbett saßt! Und ich nach einem Arztgespräch im Januar 2024 zur gleichen Zeit im Krankenhaus war, als dein Sohn geboren wurde und ich die Erste sein konnte, die ihn sah. Ich nenn das eine verrückte Fügung!

Wenn ich daran denke, bekomme ich heute noch Gänsehaut! Das war einfach nur unglaublich. Ich weiß noch, wie ich wegen der Medikamentenumstellung zwei Tage stationär aufgenommen wurde und plötzlich deine Nachricht auf meinem Handy aufpoppte, dass dir die Fruchtblase geplatzt sei und du, viel früher als erwartet, ins Krankenhaus gefahren wärst: »Ich bin jetzt auch hier!«, hast du mir damals geschrieben. Und ich musste ja nur eine Treppe runter, um dich und die Kleine zu sehen. Für mich war und ist das eine wunderbare Sache: mitzuerleben, wie das geht, das Schwangersein, das Kinderkriegen und das Kinderhaben mit MS. Das steht ja für mich, für uns, auch auf dem Plan.

MS-Therapie – meine Erfahrungen

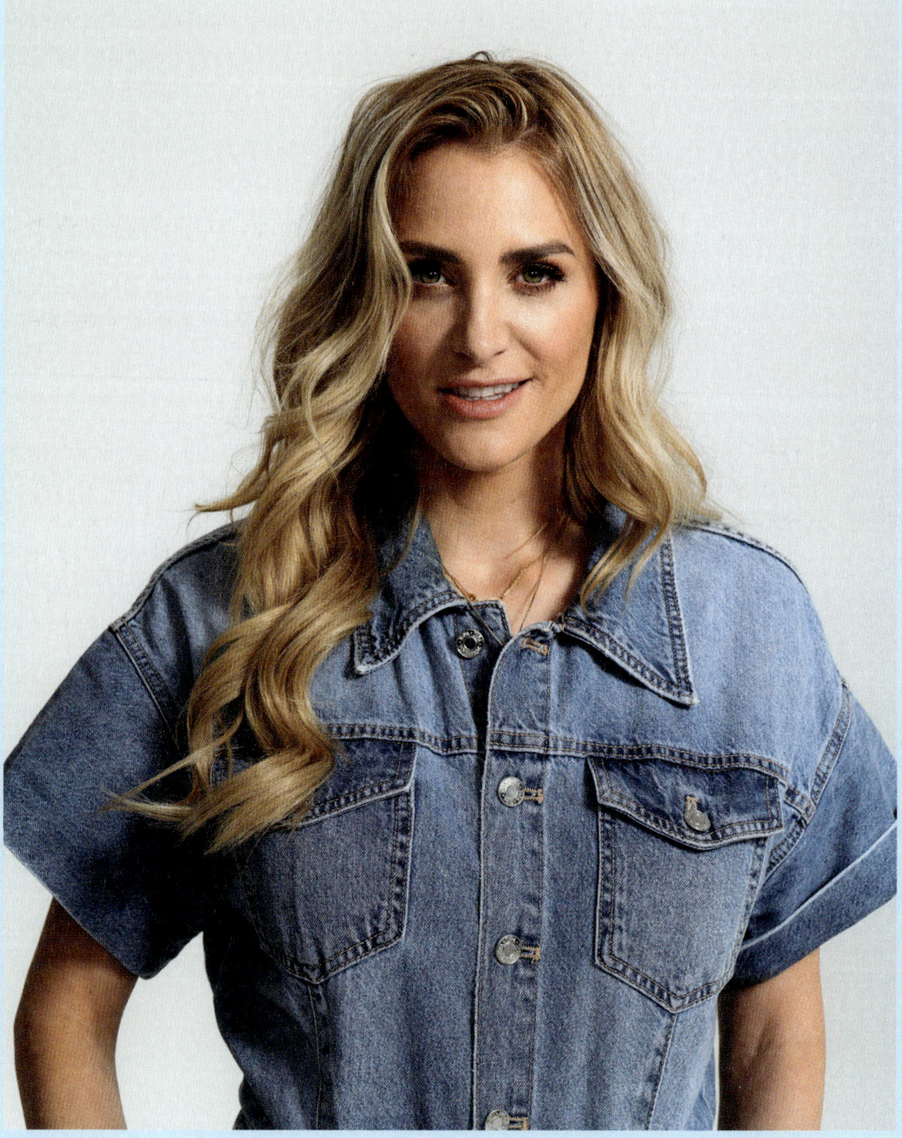

Dem Schub einen Stoß versetzen

Die erste Therapie, die ich nach der MS-Diagnose erhielt, war eine sogenannte Puls- oder Stoßtherapie mit einem Kortisonpräparat (auch Kortisonstoßtherapie genannt). Sie sollte meinem ersten MS-Schub einen ordentlichen Stoß versetzen. Der Wirkstoff Methylprednisolon, der dabei zum Einsatz kam, sollte die Entzündungsaktivitäten in meinem Gehirn und Rückenmark mindern und somit auch die Symptome der Multiplen Sklerose schwächen.

Der Wirkstoff **Methylprednisolon** ist ein künstlich hergestelltes Glukokortikoid, das in der Regel als gut verträglich gilt. Kortikoide (auch Kortison genannt) sind Hormone der Nebennierenrinde. Im Rahmen einer mehrtägigen Kortisonstoßtherapie wird das Methylprednisolon als intravenöse Infusion verabreicht.

Die für eine Woche angesetzten täglichen Infusionen brachten bei mir allerdings nicht den gewünschten Erfolg, sodass die Behandlung verlängert wurde. Als die Ärzte mir das sagten, zog ich ein ziemlich langes Gesicht. Ich musste schon auf den geplanten Skiurlaub mit meinen Eltern und meinem kleinen Bruder, er ist fünf Jahre jünger als ich, verzichten, was mir sehr schwerfiel. Das war für uns als Familie die einzige Gelegenheit, gemeinsam Urlaub zu machen. Und den wollte ich nicht missen! Ich hatte mich seit Monaten darauf gefreut, meine Vorfreude war jetzt mit 30 Jahren immer noch ganz so wie als Teenagerin. Auf keinen Fall wollte ich die Feiertage im Krankenhaus verbringen, sondern zusammen mit meiner Familie. Deshalb entließ man mich auf eigenen Wunsch am Vormittag des Heiligen Abend.

Ich verbrachte mein erstes Weihnachten, mein erstes Silvester mit MS. Das Glas zum Anstoßen auf den Jahreswechsel hielt ich mit Müh und Not und schaffte es, den Prosecco zum Mund zu führen, ohne mich zu bekleckern. Ich hoffte, dass ich einen Weg finden würde, mit der MS durchs Leben zu kommen.

Mit 30 wieder laufen und schreiben lernen

Ich erhielt dann eine ambulante Therapie. Zur Reha gehörten auch eine Physio- und eine Ergotherapie. Ich musste mit 30 Jahren zum zweiten Mal laufen lernen. Mit Sicherheit fiel mir das schwerer als beim ersten Mal. Als Sprinterin war das Laufen mir so selbstverständlich wie das Atmen. Jahrzehntelang hatte ich trainiert, um meinen Lauf zu perfektionieren, mich dafür geschunden, dass er runder als rund läuft. In meiner aktiven Zeit trainierte ich täglich und trieb mich dabei immer wieder an meine Grenzen und oft genug weit darüber hinaus. Kurze Strecken so schnell wie möglich zu rennen, das war mein Leben! Als meist die Nummer zwei der Sprint-Staffel des TSV Bayer 04 war ich zwischen 2000 und 2008 sogar mehrmals Deutsche Meisterin über viermal 100 Meter geworden.

Jetzt schaffte ich nur mit Mühe die vier Meter zwischen Bett und Bad. Ich musste jeden einzelnen Schritt wieder bewusst denken, um ihn gehen zu können. Das fühlte sich sehr schlimm an. Die MS machte all die Jahre Laufarbeit zunichte. Ich holperte und stolperte voran, das rechte Bein hinkte hinterher. Es dauerte einige Wochen, bis ich dank der Physio wieder einigermaßen rund lief.

Natürlich kannte ich Sportverletzungen. Die waren schließlich auch der Grund gewesen, dass ich mir irgendwann hatte eingestehen müssen, dass ich nicht die Zeiten erlaufen würde, von denen ich einst geträumt hatte. Sie waren auch der Grund, dass ich meine sportliche Karriere an den Nagel gehängt und mich auf eine journalistische konzentriert hatte.

***

Damals hatte ich gedacht, mein Leben würde keinen Sinn mehr haben. Von heute auf morgen brach mit dem Trainingsplan mein bislang eng getakteter Alltag weg: Ich wusste nicht, wie ich die plötzlich freie Zeit füllen sollte. Sicher, ich hätte all das nachholen können, was ich jahrelang hintangestellt hatte, Freundschaften außerhalb der Sportlerblase, Hobbys, Partys. Aber das wollte ich nicht. Mein Leben war bisher erfüllt von Hochleistungssport, ich war durch und durch Sportlerin – mit einem Sportsgeist, der gewinnen wollte. Das oberste Treppchen, das war mir klar geworden, rückte für mich, mit meinen verletzungsanfälligen Knien, in unerreichbare Ferne. Damit würde ich nie spitze, sondern immer nur durchschnittlich sein. Ich erlebte damals zum ersten Mal, wohin mich eine depressive Stimmung führen konnte. Und glaubt mir, in jenem endlosen Grau in Grau wollte ich nicht landen.

Ich musste also schnell einen Weg finden, auf neue Art und Weise mit meiner Leidenschaft, dem Sport, zu leben, denn ohne ihn ging es nicht. Ich musste etwas finden, um zu kompensieren, dass ich keine Leistungssportlerin mehr sein konnte. Ich musste auch ein neues Team finden. Schließlich fielen mit der Sportlerlaufbahn all die Menschen weg, mit denen ich Tag für Tag zusammen trainiert hatte, die mir den Staffelstab in die Hand gedrückt hatten und denen ich diesen in die Hand gedrückt hatte.

Ich fand diesen Weg in unzähligen Praktika, in die ich mich stürzte. Bloß weg von Grau, rein ins bunte Leben! Ich bin schließlich ein Mensch, der Farben liebt. Ich mag es knallig und bunt: um mich herum und an mir dran. Für mich kann es nicht genug Farbe geben! In Fernsehen, Radio, Vereinen der Fußballbundesliga eröffneten mir mein Sportwissen und meine Sporterfahrungen den Weg zur Sportjournalistin. Ich spürte schnell, dass das etwas war, worin ich gut sein könnte.

***

Doch wie hart mich eine Verletzung oder ein Leistungstief früher auch getroffen hatten, ich war mir immer sicher gewesen, wieder fit zu werden. Dieses Vertrauen fand ich jetzt, mit der MS, nicht mehr. Es war ja nicht nur das Bein.

Auch meine rechte Hand musste ich trainieren, damit sie wieder meinem Willen gehorchte. Ich absolvierte das Schreiblernprogramm, das Kinder in mehreren Jahren durchlaufen, angefangen vom Stifthalten über das Nachmalen von Linien, Buchstaben und Wörtern bis hin zum flüssigen Schreiben, im Schnelldurchlauf. Dabei musste ich zeitweise auch einen dieser praktischen Stiftehalter zu Hilfe nehmen, um den Stift übers Papier zu steuern. Mein Schriftbild war noch nie besonders schön gewesen, doch das Gekrakel, das ich jetzt zu Papier brachte, war erbärmlich. Mich tröstete angesichts der nahezu unleserlichen Sauklaue der Gedanke, dass mein Fokus als TV-Moderatorin auf dem gesprochenen Wort lag, als schreibende Journalistin hätte ich es noch viel schwerer.

***

Mein Vater bastelte mir zwischen den Jahren extra einen kleinen Apparat aus Holz, mit dem ich die Feinmotorik meiner Hand schulen konnte. Er schlüpfte damit wieder in seine mir so vertraute Trainerrolle. Zwar hatte mich meine Mutter mit dreieinhalb schon zum Ballett gebracht, aber das Ganze war mehr eine Art »Hüpfgruppe«. Mit acht, in der zweiten Klasse, hatte ich eine Klassenkameradin, die Leichtathletik machte. Das wollte ich auch. Und weil mein Vater den Trainer kannte, das war ein Lehrerkollege, brachte er mich dorthin. Seine eigene Begeisterung vom Sport gab mein Vater direkt an mich weiter – mit seiner DNA in mir gab es quasi kein Entkommen vom Sport. Bei meinem ersten Wettkampf wurde ich Zweite. Das beflügelte mich. Als ich 14 Jahre alt war, warb mich der TSV Bayer 04 Leverkusen von meinem Sportverein um die Ecke ab. Ich verdiente mit meiner Lauferei mein erstes Taschengeld. Ich wechselte die Schule, besuchte eine Sportschule. Das tat nicht nur meiner sportlichen, sondern auch meiner schulischen Karriere richtig gut, denn dort traf ich auf Gleichgesinnte, die wie ich ihr Leben außerhalb der Schule ganz und gar dem Sport widmeten. Alle hatten das gleiche Ziel, oder besser: die gleiche Ziellinie im Auge. Schneller. Höher. Weiter. Es ging immer darum, besser zu werden, immer darum, größere sportliche Erfolge zu erzielen.

Mein Vater war mein erster Skilehrer und übrigens auch derjenige, der mich mit seinem Fußballfieber ansteckte. Früher spielte er selbst aktiv im Verein Fortuna Düsseldorf, später trainierte er unter anderem die Jugend des VfB Hilden und des VfL Leverkusen. Unter der Woche war er Sportlehrer an einem Gymnasium, am Wochenende stand er als Trainer auf dem Platz. Oft nahm er mich und meinen fünf Jahre jüngeren Bruder Kevin mit. Oft stand unsere ganze Familie da, um die Heimspiele mitzuerleben. Kevin ist genauso fußballbegeistert wie ich. Mit sieben spielte er selbst auf dem Platz. Ich machte erst mal die Leichtathletik zu meinem Lebensmittelpunkt und kam erst über Studium und Praktika wieder zum Fußball, er blieb ihm immer treu. Heute ist er wie ich beruflich fest mit dem Fußball verbunden. Ohne ihn über den grünen Klee zu loben, halte ich ihn für einen der besten seiner Zunft: Als Sportreporter und Sportjournalist legte er große Akribie an den Tag, war er ein echter »Wühler«. Inzwischen ist er Spielerberater und macht seinen Job für mich als Außenstehende sehr gut.

Ich muss hier auch unbedingt meine Mutter und ihren wichtigen Part in unserer sportverrückten Familie erwähnen. Als »Sportlermama« versorgte sie uns rundum – mit mentalem und realem Futter. Sie war stets da, war meine verlässliche, stille Begleiterin. Meine Mutter hatte immer das Geschehen auf dem Sportplatz im Blick. Sie kannte die Startlisten, wusste immer, welche Bahn meine war, und kümmerte sich darum, dass ich bei allen Trainings und Wettkämpfen pünktlich an der Startlinie stand. Sie hatte immer alles dabei, was ich brauchte. Sie wusch die viele Wäsche und packte Picknickkörbe, deren Inhalte auch für meine Sportkameraden noch reichten. Zu Hause schmierte sie für den Familienabend vor dem Fernseher mit Übertragungen der Bundesligaspiele unendlich viele Leberwurstbrote und belegte sie uns mit sauren Gürkchen – wir nannten das immer unseren »Fernsehteller«. Meine Mutter stand so fest an meiner Seite, dass es ihr fast schwerer fiel als mir, meine Laufbahn als Leistungssportlerin zu verlassen.

***

Und so verbrachte ich die ersten Wochen des Jahres 2016, in denen der deutsche Fußball wie immer Winterpause machte und ich als freie Sportmoderatorin mehr Zeit hatte als während der Spielzeit, damit, meine rechte Körperhälfte wieder so fit zu machen, dass ich vor die Kamera treten konnte, ohne dass man mir ansah, welche Probleme mir die MS bereitete. Zum Glück konnte ich meinen ersten Fernsehauftritt sogar bis weit in den Februar hinauszögern, das verschaffte mir wertvolle Trainingszeit.

Inzwischen hatte ich meine zweite Therapie gestartet, ich vertraute der Schulmedizin vollkommen. Eine alternative Behandlung kam für mich deshalb zu keinem Zeitpunkt infrage. Ich wurde zunächst auf Interferon beta-1a gesetzt, ein Wirkstoff, der mein Immunsystem dazu bringen sollte, den Fortschritt meiner MS zu bremsen. Ich musste mir den Stoff selbst spritzen. Dafür gab's spezielle Pens, die einem das Selbstspritzen sehr leicht machen. Doch nicht mir: Ich tat mich damit extrem schwer, denn ich habe große Angst vor Spritzen. Bis heute drehe ich angesichts einer Spritze, die mir gesetzt wird, den Kopf zur Seite und halte mir auch noch die Augen zu. Nur nicht hinsehen! Während ich all die Nadeln, die man mir während des ersten Aufenthaltes im Krankenhaus unter die Haut schob, noch standhaft ertrug, brachte ich es allein daheim nicht fertig, den Pen auf meine Hüfte zu drücken. Selbst wenn ich die Nadel dabei nicht einmal sehen konnte, wusste ich doch, dass sie da war. Und so musste Wolff mich die ersten Wochen spritzen. Ich brauchte etwas, um mich zu überwinden und den Pen selbst in die Hand zu nehmen. Fortan war ich immer mit einem kleinen Kästchen mit Pen und Interferon unterwegs.

Nach einem halben Jahr hatte das Medikament jedoch nicht das bewirkt, was meine Ärzte und ich erhofft hatten. Ich litt immer wieder an leichten Schüben und hatte sogar zwei schwerere. Deshalb wechselte ich das Medikament – und auch die Art, es zu verabreichen. Statt mich selbst zu spritzen, wurde ich nun vom Team des MS-Zentrums in München am rechts der Isar Klinikum regelmäßig mit einer Infusion versorgt. Von Mitte 2016 bis Anfang 2022 verbrachte ich dort einmal im Monat mehrere Stunden im Kreis anderer MS-Patienten. Seit Anfang 2022 werde ich mit einem Medikament behandelt, für das ich nur noch alle sechs Monate an den Tropf muss.

Bewährte Therapien im Überblick

Die Behandlung der Multiplen Sklerose fußt auf drei Säulen:

Erste Säule der MS-Therapie: Allgemeine Maßnahmen

Mittels allgemeiner Maßnahmen als erste Säule der MS-Therapie geht es darum,

➔ den Krankheitsverlauf der MS positiv zu beeinflussen,

➔ körperliche Reserven aufzubauen und

➔ Schäden infolge anderer Erkrankungen zu minimieren.

Der Krankheitsverlauf lässt sich positiv beeinflussen, indem einerseits der MS-Patient an mehreren Schrauben dreht: Er sollte, falls nicht schon gegeben, ein normales Gewicht anstreben und dieses dann halten. Prof. Dr. Hemmer empfiehlt hierzu eine gesunde Ernährungsweise – angelehnt an die mediterrane Küche. In den Ländern rund ums Mittelmeer werden viel frisches Gemüse und Obst, pflanzliche Öle, insbesondere Olivenöl, sowie Fisch und Meeresfrüchte aufgetischt. Fleisch wird eher selten verzehrt und aromatische Kräuter und Gewürze sorgen für den unvergleichlichen Geschmack. Letztere mindern auch die Notwendigkeit, zu sehr mit Salz zu würzen. Des Weiteren sollten MS-Patienten unbedingt auf Nikotin (Rauchen) verzichten. Sie sollten zudem alles daransetzen, sportlich aktiv zu werden beziehungsweise ihre sportlichen Aktivitäten zu intensivieren, um den Körper zu stärken und Reserven aufzubauen. Wobei sowohl körperliche als auch geistige Fitness als Ziel angepeilt werden sollten. Gegebenenfalls ist die Einnahme von Vitamin D ratsam. Erkrankungen, die für das Nervensystem relevant sind, darunter Bluthochdruck (arterielle Hypertonie), Zuckerkrankheit (Diabetes mellitus), Alkohol- und Drogenmissbrauch sollten konsequent und möglichst frühzeitig behandelt werden. Auch die Art und Weise, wie der MS-Patient seine Krankheit akzeptiert und sein Leben mit MS bewältigt, beeinflusst den Verlauf. Eine möglichst frühe Akzeptanz hilft bei der Krankheitsbewältigung. Hierfür ist die Kommunikation zwischen dem behandelnden Arzt und dem MS-Patienten ein wichtiger Schlüssel. Denn die objektive Aufklärung des Betroffenen zur individuellen Form seiner MS, zu Therapiezielen und Therapien erleichtern die Annahme der Diagnose.

Zweite Säule der MS-Therapie: Schubtherapie

Das Ziel der MS-Schubtherapie als zweite Säule der MS-Therapie ist, dass sich die für Schübe typischen MS-Symptome möglichst rasch und komplett wieder zurückbilden. Ihre Wirksamkeit ist demnach kurzfristig, Tritt der Schub mit alltagsrelevanten Beschwerden auf, wird er in der Regel mit Kortison behandelt (sogenannte Stoßtherapie). Wobei er sich – das ist MS-typisch – auch ohne die Gabe von Kortison in der Regel von allein wieder zurückbilden würde, erklärt Prof. Dr. Hemmer. Das würde allerdings länger dauern: Der Schub käme plötzlich oder über wenige Tage angeschlichen, hielte tage- bis wochenlang an und würde sich innerhalb mehrerer Wochen nach und nach wieder fortschleichen. Kortison bewirkt zudem, so ist der aktuelle Kenntnisstand laut dem Professor, dass ein Schub weniger intensiv verläuft. Und weil man heute auch davon ausgeht, dass ein milder Schub weniger Folgeschäden verursacht als ein starker, setzt man auf Kortison.

Begleitend kann man die Symptome des Schubs behandeln. Wer beispielsweise Beschwerden mit der Beweglichkeit oder gar motorische Ausfallerscheinungen hat, weil die Muskeln nicht auf die Befehle des Gehirns ansprechen, der kann sich einer Physiotherapie unterziehen, um die Muskeln gezielt zu stärken – was übrigens nur dann erfolgreich gelingt, wenn man die Übungen, die der Physiotherapeut einem in der kurzen Session in der Praxis zeigt, auch zu Hause regelmäßig wiederholt. Mir fiel das als ehemalige Leistungssportlerin recht leicht, doch ich weiß, dass andere MS-Patienten schwer damit zu tun haben, die Disziplin immer wieder aufs Neue aufzubringen.

Und was kann der MS-Patient selbst tun, damit die Schubtherapie möglichst gut wirkt? Ratsam sei es, so sagt Prof. Dr. Hemmer, sich bei einem Schub möglichst eine kurze Auszeit zu verschaffen, bis sich die Symptome deutlich gebessert hätten. Wobei es weder helfe, sich unter Druck zu setzen, noch sich in Watte zu packen. Bestenfalls höre man auf seinen Körper: Brauche der eine Pause, sei Pause angesagt. Meine er, er sei wieder fit, könne man testen, was schon wieder gehe: der Gang ins Büro oder ins Fitnessstudio beispielsweise.

Für den Fall, dass die Stoßtherapie mit Kortison nicht wie gewünscht anschlägt, sodass dem MS-Patienten bleibende Behinderungen wie eine schwere Sehstörung oder Lähmung drohen, gibt es die Möglichkeit, eine gleichfalls kurzfristig wirkende Plasmapherese anzuwenden. Für die umgangssprachlich auch Blutwäsche genannte Therapie entnimmt man dem Betroffenen Blut und trennt dieses in einer Zentrifuge in seine Bestandteile: Blutzellen und flüssiges Plasma. Das Plasma wird anschließend ersetzt: entweder mit körperfremdem Plasma oder mit einem im menschlichen Blut vorkommenden Protein namens Humanalbumin. Das Ersetzen des körpereigenen Plasmas wird als »Waschvorgang« angesehen, daher kommt der Name der Therapie. Das »gewaschene« Blut wird dem MS-Patienten dann wieder zurückgegeben. Ziel des Ganzen ist, die im Blut befindlichen Teile loszuwerden, die die Markscheiden (Myelinscheiden) der Axone der Nervenzellen zerstören.

Dritte Säule der MS-Therapie: MS-Therapeutika, die den Krankheitsverlauf verändern

MS-Arzneimittel (auch Medikamente oder Therapeutika genannt) als dritte Säule der MS-Therapie sollen dazu beitragen, die Krankheit zu deaktivieren. Damit sind die drei Ziele der langfristig ausgelegten Behandlung klar:

1. Es sollen keine Schübe auftreten.

2. Es sollen keine neuen Entzündungsherde in Gehirn und Rückenmark auftreten, sodass die sogenannte MRT-Aktivität gleich null ist, da im MRT keine Krankheitsaktivität messbar ist.

3. Es soll zu keinen bleibenden Nervenschäden und damit Behinderungen kommen, die die Lebensqualität der Betroffenen maßgeblich beeinträchtigen können.

Mit dem Erreichen dieser drei Ziele nimmt man positiv Einfluss auf den langfristigen Verlauf der Multiplen Sklerose, erklärt Prof. Dr. Hemmer. Beide Therapiesäulen, sowohl die kurzfristige Schubtherapie als auch die langfristigen Behandlungen mit MS-spezifischen Therapeutika, gelten als sogenannte Immuntherapien. Sie wirken auf der Basis der beiden Prinzipien Immunmodulation und Immunsuppression.

Immunmodulation vs. Immunsuppression: Was ist der Unterschied?

MS-Arzneimittel, die als Immunmodulatoren wirken, sind in der Lage, die Reaktion des Immunsystems (sogenannte Immunantwort) zu beeinflussen, indem sie das Immunsystem »umprogrammieren«. Solche Immunmodulatoren sind beispielsweise bestimmte Botenstoffe, die beeinflussen, wie Immunzellen miteinander »reden«. Immunmodulatoren gleichen immunstimulierende und -dämpfende Mechanismen aus, wobei sie das Immunsystem selbst nicht schwächen.

Immunsuppressive MS-Medikamente wirken quasi wie eine milde Chemotherapie. Sie unterdrücken Immunzellen funktional, damit diese nicht das Nervensystem attackieren. Solche Immunsuppressiva können sowohl unspezifisch ausgelegt sein, sodass sie alle Zellen des Immunsystems unterdrücken. Oder sie wirken spezifisch auf bestimmte Teile der körpereigenen Abwehr.

***

Wichtig zu wissen ist: Die eingesetzten Therapeutika können die Multiple Sklerose (noch) nicht heilen, wohl aber ihren Verlauf nachhaltig verändern. Es gibt einige spannende Aspekte zu den Immuntherapeutika, die ihr laut Prof. Dr. Hemmer kennen solltet:

➔ Die meisten Immuntherapeutika wirken erst nach Monaten voll.

➔ Immuntherapeutika wirken grundsätzlich mit zunehmendem Alter und Krankheitsdauer immer weniger. Der Grund: Die entzündliche Krankheitsaktivität geht zurück.

➔ Bei der schubförmig verlaufenden Multiplen Sklerose wirken die Immuntherapeutika mäßig (moderat) bis hoch, bei progredient verlaufender MS gering.

➔ Bei hochwirksamen Immuntherapeutika treten schwerwiegende Nebenwirkungen, insbesondere Infektionen, etwas häufiger auf als bei weniger wirksamen Medikamenten. Insgesamt sind die Medikamente aber dennoch ziemlich sicher.

➔ Mit zunehmendem Alter der MS-Patienten sinkt die entzündliche Komponente der MS, die Häufigkeit von Infektionen und Tumorerkrankungen steigt dafür jedoch an.

Gemäß der Leitlinie zur Diagnose und Therapie der MS, an deren Entwicklung Prof. Dr. Hemmer federführend mitgewirkt hat, empfiehlt dieser als Strategie für die Immuntherapie: Immuntherapeutika sollten **so früh wie möglich, so viel wie nötig und so wenig wie möglich** zum Einsatz kommen.

Alltag mit MS: Back to life!

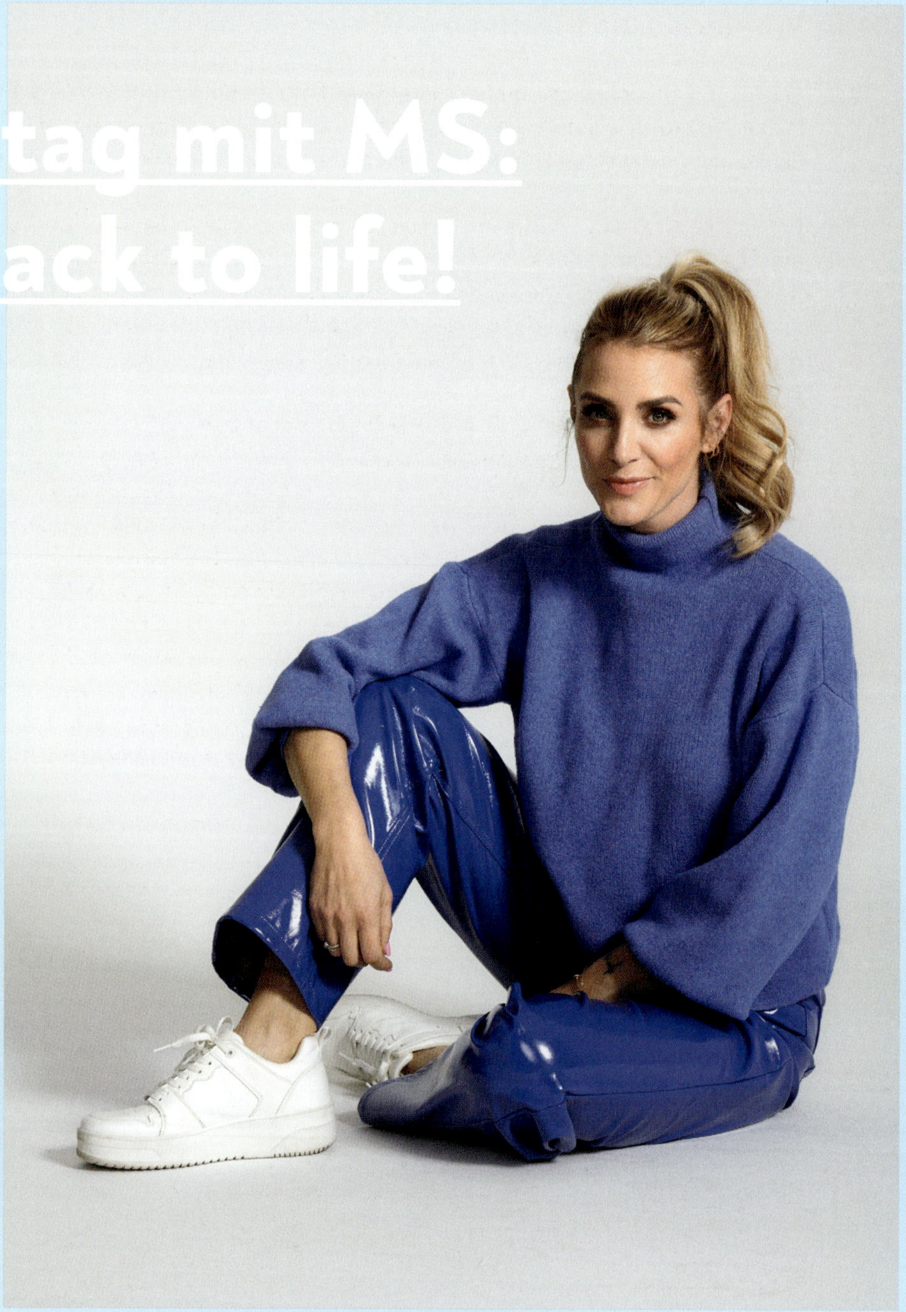

Warum ich die MS erst mal für mich behielt

Nach der Krankenhauszeit und der intensiven Reha stand für mich die Challenge an, meinen Alltag zu wuppen. Ich hatte währenddessen Zeit genug gehabt, mir zu überlegen, wem ich von meiner Multiplen Sklerose erzählen würde und wem nicht.

Im engsten Kreis aus Familie und Freunden ging ich völlig offen mit der Erkrankung um. Die Reaktionen auf die Nachricht waren im Großen und Ganzen wie erwartet. Ich wurde nur von wenigen meiner Menschen überrascht, die sich mit mir und meiner MS schwertaten. Dennoch gaben diese weniger geschmeidigen Reaktionen den Ausschlag für mich, meine Erkrankung in meinem Job und in der Öffentlichkeit geheim zu halten.

Denn ich wollte verhindern, dass meine Vorgesetzten und Kollegen mir nichts mehr zutrauten, mich angesichts meiner Diagnose nicht mehr belasteten. Ich ging davon aus, dass sie – wie jeder andere auch, den ich kannte – bei MS sofort an einen geschwächten Menschen mit Gehhilfe oder gar im Rollstuhl dachten. Mit diesem Bild vor Augen würden sie mich zweifelsohne nicht mehr zu Fußballspielen, Europa- und Weltmeisterschaften, Leichtathletik-, Bob- und anderen Sportveranstaltungen durch ganz Deutschland und in die weite Welt schicken, um mich darüber berichten zu lassen. Zu hoch war doch das Risiko, dass die Strapazen solcher Reisen zu groß für mich sein könnten oder ich gar ganz ausfiel – schlimmstenfalls vor der laufenden Kamera. Ich war davon überzeugt, dass ich, wenn ich meine Erkrankung öffentlich machen würde, zugleich meinen Job an den Nagel hängen könnte. Und das wollte ich keinesfalls.

Dazu muss ich sagen, dass ich den Menschen diese Reaktion, eine von mehreren möglichen, einfach als die wahrscheinlichste unterstellte. Es war meine ganz persönliche Annahme, die noch dazu auf einer sehr kurzen Zeitspanne in meiner Welt mit MS beruhte. Ich wollte mit der Entscheidung zur Geheimhaltung sowohl mich als auch meine Vorgesetzten und Kollegen vor einem Gespräch bewahren, das sich um meine Schwäche und die Konsequenzen daraus drehte.

***

Als ich die Diagnose erhielt, war ich gerade 30 Jahre alt geworden. Meine Arbeit hatte einen wichtigen Platz in meinem Leben. Sie war in den ersten Tagen nach der Diagnose der Strohhalm, an dem ich mich festhielt, um nicht in meinem Schmerz zu versinken. Ich war seit dem Sommer beim ZDF und Teil des Moderatorenteams in der ZDF-Hauptredaktion Sport, wo ich im Wechsel mit meinen Kollegen Norbert König und Rudi Cerne die *ZDF-Sportreportage* moderierte, die immer am späten Sonntagnachmittag ausgestrahlt wurde, leider gibt es diese Sendung heute nicht mehr. Daneben berichtete ich für *das aktuelle sportstudio* von der Bundesliga und von sportlichen Großereignissen. Nach dem Krankenhausaufenthalt kurz vor Weihnachten und der anschließenden Reha stand ich Ende Februar für das ZDF wieder vor der Kamera.

Mein erster Arbeitstag mit MS

Vor meinem ersten Arbeitstag mit MS war ich schon ziemlich angespannt. Doch das nahm ich als normales und gutes Zeichen. Schließlich wusste ich als Sportlerin, dass ein bisschen Anspannung immer dazugehört – ohne sie sind 100 Prozent Leistung gar nicht möglich. Die nötigen Vorbesprechungen für meine Sendung hatte ich unter der Woche gut hinter mich gebracht und auch das verstärkte mein gutes Gefühl. Langsam, aber sicher kam Vorfreude in mir auf. Dank der Medikamente fühlte ich mich auch recht gut, Symptome hatte ich kaum. Ich schlief die Nacht zum Sonntag, meinem Sendungstag, tief und durch. Ich frühstückte ausgiebig, damit ich nachher nicht einen Hungerast bekam. Wer den Begriff nicht kennt: So nennen wir Sportler einen plötzlichen Leistungseinbruch beziehungsweise Leistungsausfall. Im Studio gab's vor der eigentlichen Sendung einen Probedurchlauf, der für mich in meiner Situation sogar noch wichtiger war als die eigentliche Livesendung. Ich weiß, Theaterleute sehen das anders: Für sie ist eine schiefgehende Generalprobe ein Garant für eine erfolgreiche Aufführung. Doch ich wollte mir an diesem Tag beweisen, dass ich meinen Job als Moderatorin auch mit MS draufhatte. Und das hatte ich! Die Probe lief aalglatt. Mir rutschten weder die Mod-Karten aus der Hand noch stolperte ich auf den On-Air-Wegen im Studio. Mich beflügelte von Minute zu Minute das Gefühl »Ich bin zurück!«. Damit war die eigentliche Livesendung ein Klacks. Ich war auch mit MS immer noch die alte Anna.

Kinderwunsch, Schwangerschaft und Geburt mit MS

Zum Zeitpunkt der Diagnose drehte sich mein Leben fast nur um meine Arbeit. Ich erntete erste Erfolge und genoss diese. Ich erfreute mich meines Lebens, wann immer es etwas zu freuen gab. Ich ließ keine Party aus, wie man bei uns im Rheinland so schön sagt. Ich war immer ein Partyfeger, feierte und feiere bis heute gerne. Ich bin nie die Letzte auf jeder Tanzfläche, aber ... ja, nah dran. Ich hatte Wolff und dachte noch nicht wirklich an eigene Kinder. Die Krankheit tat ein Übriges, um solche Gedanken zunächst zu verdrängen. Doch seit dem Reißen der 30 kam die Frage nach dem Sinn des Lebens außerhalb des Jobs und mit ihr der Gedanke an Nachwuchs immer häufiger auf.

Ich nutzte einen der Termine bei Prof. Dr. Hemmer, um ihn auf das Thema »schwanger mit MS« anzusprechen. Er erklärte mir, dass die MS Nachwuchs nicht per se ausschlösse. Von vielen Patientinnen wusste er gar zu berichten, dass die Schwangerschaft den gewohnten Verlauf der Erkrankung positiv beeinflusste – zumindest während der neun Monate, die sie andauerte: Symptome und Schübe zeigten sich seltener bis gar nicht und/oder fielen milder aus. Jetzt hielt mich vom Kinderkriegen nur noch meine Sorge ab, dass ich die Krankheit Multiple Sklerose vererben würde. Die Wahrscheinlichkeit, dass das passieren würde, bezifferte der Arzt so: »… da müssten Sie schon 100 Kinder bekommen!«

Meine Schwangerschaften bestätigten, was Prof. Dr. Hemmer mir gesagt hatte: Ich habe mich seit der Diagnose nie so gut gefühlt wie in dieser Zeit. Bei beiden Schwangerschaften habe ich die Infusionen bis zum vierten Monat erhalten. Dann hatte der Körper eine Art Eigenschutz aufgebaut und ich konnte die Infusionen absetzen. Ich war frei von Symptomen und Schüben. Was nicht heißt, dass ich nicht unter den üblichen Schwangerschaftssymptomen litt. In der ersten Schwangerschaft umarmte ich die Kloschüssel währen des ersten Trimesters viel häufiger, als mir lieb war. In der zweiten Schwangerschaft war es fast bis zur Entbindung so. Aber hey, auch wenn mir speiübel war, bestätigte doch gerade das, dass ich tatsächlich schwanger war – schwanger mit MS!

Nach der Entbindung unserer ersten Tochter 2018 hatte ich vor, sie zu stillen. Doch kaum hatte sie meinen Körper verlassen, gewann die MS wieder die Oberhand. Nur zehn Tage nach der Geburt erlebte ich einen heftigen Schub und brauchte eine Infusion. Deshalb verzichtete ich darauf, sie zu stillen. Bei unserer zweiten Tochter, die 2020 zur Welt kam, war das Stillen aus ebendiesem Grund von vornherein kein Thema mehr für mich.

Mein Inner Circle

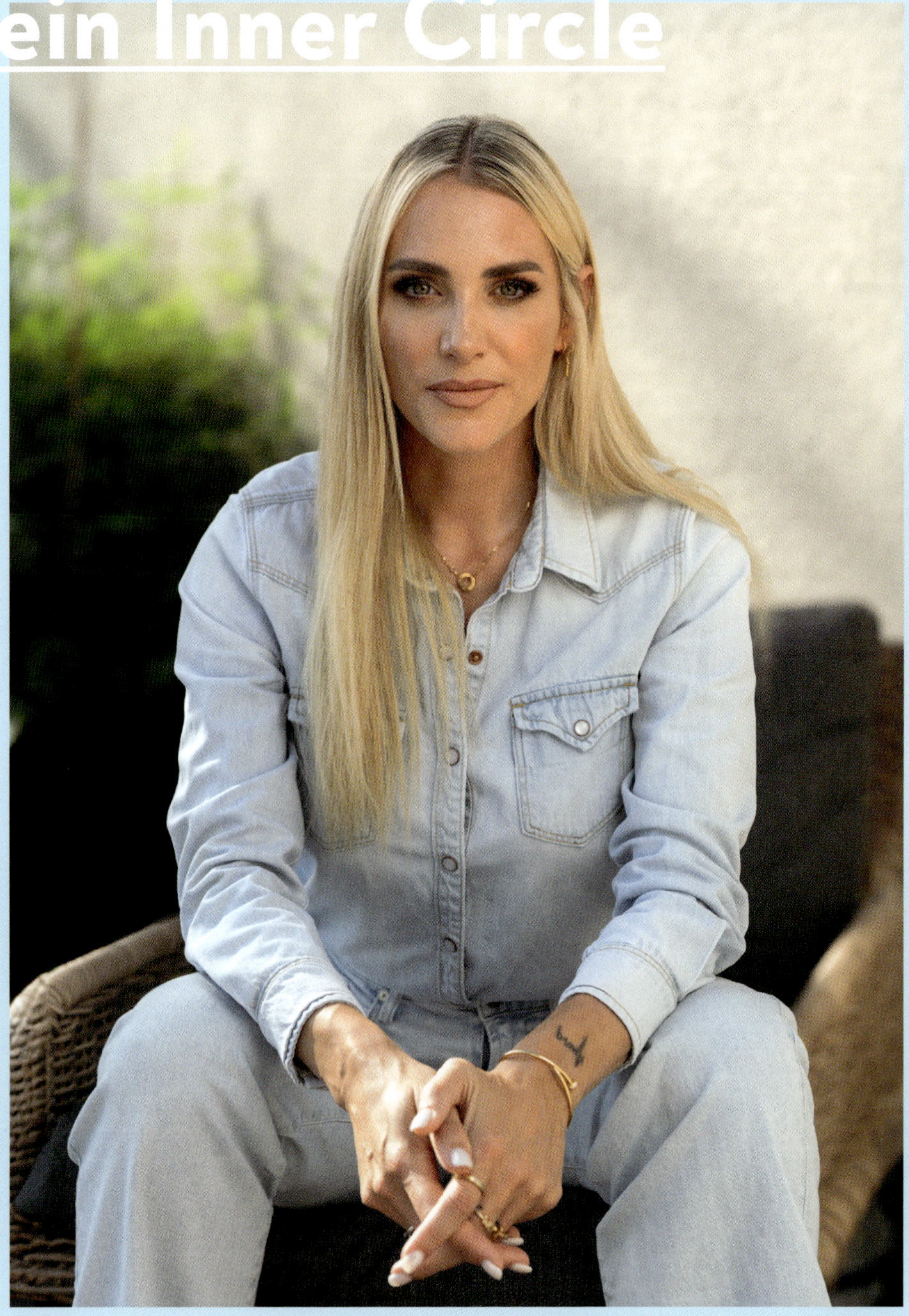

Ohne Wolff, ohne meine Eltern, ohne meinen Bruder an meiner Seite – ich weiß nicht, was ich getan hätte. Sie waren immer für mich da – hielten ihre Versprechen, die sie mir gemacht hatten, als ich sie mit meiner Diagnose konfrontiert hatte. Auf ihr »Anna, wir schaffen das« war Verlass.

Keiner von uns war auf diesen Schicksalsschlag vorbereitet. Er kam aus dem Nichts und traf unsere Familie mit großer Wucht. Wir bekamen mit der Diagnose leider keine Anleitung zum Umgang mit der Krankheit – und auch kein Drehbuch, das uns vorschrieb, wie wir unsere neuen Rollen in einem Leben mit MS zu füllen hatten: weder ich als Betroffene noch Wolff als mein Partner noch Papa, Mama und mein Bruder als meine Familie.

Was mir mein Inner Circle bedeutet

Meine Eltern standen einen Tag nach meiner Diagnose bei mir am Krankenhausbett. Mein Bruder nur einen Tag später. Und der verrückte Kerl hat es damals doch tatsächlich geschafft, mich zum Lachen zu bringen. Mit seiner Handykamera machte er Videos davon, wie ich mich, halbseitig lahm, durchs Krankenzimmer quälte, mich dabei an allem, was ich mit der linken Hand greifen konnte, Bettkante, Nachttisch, Wände, festhielt, um nicht der Länge nach umzufallen. Mir perlte der Schweiß von der Stirn und mischte sich irgendwann mit meinen Lachtränen. Kevin hatte es genau richtig gemacht. Er stachelte mit diesen wahrlich unsäglichen Videos meinen Ehrgeiz an. »Komm, Anna«, sagte er immer wieder. »Das kannst du doch besser! «, »Streng dich an!« und »Üben, Anna, üben!« waren Kommentare, die er mir an den Kopf warf. Und unser gemeinsames Lachen nahm in diesen Minuten der ganzen Situation die Schwere.

Wir gaben und geben alle unser Bestes. Und in fast neun Jahren mit meiner Krankheit haben wir viele Erfahrungen im Miteinander gesammelt, viele gute und selbstverständlich auch ein paar schlechte. Einer meiner Beweggründe für dieses Buch ist der, dass ich damit nicht nur euch, die ihr an MS oder einer anderen Krankheit leidet, sondern insbesondere auch den Menschen in eurem Umfeld, eurem Partner, eurer Familie, euren Freunden, euren Kollegen, euren Vorgesetzten, handfesten Rat mit an die Hand geben möchte, wie ihr einander am besten beistehen könnt.

Denn das ist klar: Meine MS-Diagnose schrieb neue Regeln für mein Leben. Bisheriges, angefangen von persönlichen Prinzipien über Erfahrungen und Grenzen bis hin zu Lebenszielen, stellte ich zunächst infrage. Die Sinnfrage tauchte anfangs immer wieder auf und wollte beantwortet werden. Gleichwohl die MS für mich keinen Sinn macht. Es dauerte, bis ich meinen Platz an der alten-neuen Linie fand, ihn annahm und weiterlief. Denn darum geht es doch: Hinzufallen, das ist keine Schande. Passiert jedem, immer wieder. Wieder aufzustehen und weiterzulaufen, das ist die Herausforderung. Hat man dabei wie ich die beste Familie an der Seite – umso besser!

***

Eine der schönsten und für mein Leben mit MS wichtigsten Erfahrungen mit Angehörigen bescherte mir Wolff zu meinem ersten Weihnachten mit MS. Ich bekam von ihm eine Fußball-Fanreise durch die englische Premier League (Fußballliga) nach London und Liverpool. Und zum Glück zeigte die Kortisonkur, die ich im Krankenhaus bekommen hatte, Wirkung.

***

Ich verlebte die Weihnachtstage und sogar ein schönes Silvester und Neujahr im Kreis meiner liebsten Menschen. Da fällt mir noch ein ganz besonderer Freundschaftsdienst meiner Freundin Katja ein, den ich an dieser Stelle zwischenschieben muss: Katja hatte mich vom ersten Tag an im Krankenhaus täglich dort besucht. Und sie kam nie mit leeren Händen. Aus der Nähe des Münchner Viktualienmarktes anreisend, tischte sie mir, die ich des Kortisons wegen an fiesen Fressflashs litt, jedes Mal Leckerlis wie Würschtel, Nüsse und Obst auf. Zur Silvesterparty hatte ich nach wochenlangem Schlabberlook vor, mich endlich einmal wieder richtig anzuziehen. Ihr wisst schon, was ich meine: Ich wollte mich dem Anlass entsprechend ordentlich aufbrezeln. Es musste unbedingt ein Glitzer-Jumpsuit sein. Wer von euch die Dinger selbst trägt, ahnt, was kommt. Natürlich konnte ich mir den weder selbst an- noch ausziehen. Aber ich sah gut darin aus und fühlte mich endlich mal wieder wie ich. Also begleitete mich meine treue Katja ein ums andere Mal in dieser Partynacht zur Toilette, half mir aus dem Jumpsuit und wieder in ihn hinein, damit ich meine Blase entleeren konnte. Danke, liebe Katja, das werde ich dir nie vergessen!

***

Zurück zur Englandreise. Nach gut zwei Wochen mit meiner MS wusste ich bereits, dass sich meine Symptome bei Kälte verstärkten. London im Winter ist trotz des Klimawandels, der uns milde Winter beschert, eine wettertechnisch ungemütliche Adresse. Also kauften wir zwischen den Jahren extra noch einen dicken Winterparka mit kuscheliger Kapuze und Thermounterwäsche, die ich ohne Pause trug. Die Reise war für Wolff und mich etwas ganz Besonderes: Wir sahen innerhalb von 48 Stunden drei Fußballspiele der Premier League, also der höchsten Spielklasse im englischen Fußball, in verschiedenen Stadien: das erste im ehemaligen Upton Park, damals das Stadion des Londoner Fußballklubs West Ham United, das zweite im Emirates Stadium von Londons FC Arsenal und das dritte im Goodison Park, dem Stadion des Liverpooler FC Everton. Und es war einfach geil! Wolff hatte mit seinem Geschenk einen Nerv getroffen. Und vermittelte mir an meiner Seite, die ich jeden Schritt durch London und Liverpool nur langsam schreiten konnte, das Gefühl, dass er in diesem Moment an genau dem Platz war, an dem er sein wollte, und es ihm mit mir gut geht. Das bestärkte meine Aussichten auf eine gemeinsame Zukunft immens. Und bis heute ist er da, das Band zwischen uns ist stärker denn je. Und das Beste: Als sonst wortgewandte Fußballjournalisten waren wir bei diesen Spielen nur Fans, saßen mit den vielleicht teuersten Fish and Chips der Welt auf der Tribüne, hielten die Klappe und schauten einfach nur dem Geschehen auf dem Rasen zu. Das war Balsam für die Seele. Den englischen Nieselregen spürten wir dabei kaum.

Ich schluckte auf dieser Reise noch Kortisontabletten, da man den Wirkstoff nicht abrupt absetzen, sondern ausschleichen sollte. Trotz der Tabletten erlebte ich eine böse Nacht im Hotel: Während Wolff selig neben mir schlief, hatte ich plötzlich übelste Nervenschmerzen bekommen, die über Stunden anhielten. Ich wälzte mich von links nach rechts und wartete nur auf den Morgen. Zum Glück wurde es da besser und wir machten aus meiner ersten Reise mit MS das Beste.

Wie das Leben mit MS für Angehörige ist: Wolffs Sicht

Doch meine Erfahrungen hier spiegeln euch nur die eine Seite dieses wichtigen Kapitels. Und deshalb freue ich mich, dass Wolff euch auch die andere Seite näherbringt:

»Ach du Scheiße.« Worte, die mittlerweile familienhistorisch nahezu untrennbar mit dem Diagnose-Ereignis verbunden sind. Aber eben auch die Worte: »Wir schaffen das.« Sie kamen aus tiefster Überzeugung und in dem Wissen, dass auch andere Leute schon ganz anderes geschafft haben und auch man selbst schon größere Klippen des Lebens erfolgreich gemeistert hat.

Die Herausforderung in jenem Fall allerdings war gänzlich unbekannt. Aus heutiger Sicht unberechenbar, unvorhersehbar, irrational, ja hinterhältig. Zwei Sätze der behandelnden Ärzte blieben mir von damals nachhaltig im Gedächtnis:

1. Wir wissen nicht, was kommt.

2. Man kann damit mittlerweile gut leben.

Das reichte mir für eine optimistische Ausgangslage. Denn auch »gesunde« Menschen wissen nicht, was kommt, und auch »gesunde« Menschen sollten den Anspruch haben, gut zu leben. Dass hier ein Krankheitsbild einem Menschen abverlangt, möglichst genau auf die Signale seines Körpers zu achten, möglichst klar zu seelischem Gleichgewicht zu streben, schien mir geradezu vorbildlich.

Für mich war die Krankheit nie unheilbar, sondern immer chronisch. Das Ziel nicht Heilung, sondern das beste Leben. Die Frage war nie »Warum ich?« oder »Warum wir?«, sondern stets: »Wie gehen wir am besten damit um?« Man stellt sehr schnell fest: Es sind dies die normalen Fragen eines reflektierten Lebens. Das geht nicht ewig, dies geht nicht ohne Umwege, schon gar nicht ohne Höhen und erst recht nicht ohne Tiefen. Was also hindert einen daran, das Beste daraus zu machen?

Mit MS als Krankheit habe ich mich durchaus beschäftigt. Typische Verlaufsformen interessieren mich hingegen eher am Rande. Mich interessiert in erster Linie, was möglich ist. Es macht wenig Sinn, Wege zu kopieren, die Herausforderung ist es, eigene Wege zu finden.

Die Krankheit weiß das, die Krankheit fordert das. Von den Erkrankten und von deren Angehörigen. Geradeso, als wäre sie eine Parabel des Lebens.

»Life-Coaching« ist ein beliebtes Modell unserer Zeit. Zu häufig wird dies allerdings vollkommen unvorbereitet in Anspruch genommen. Da es denen, die gecoacht werden wollen, nicht selten an aufrichtiger Selbstreflexion fehlt. MS zwingt die Menschen, sehr genau hinzuschauen, hineinzuhören, in sich selbst. Häufig werden in diesen Coachings Etappenziele definiert, Challenges sollen bestritten werden. Diese Krankheit ist eine Challenge in Etappen, für alle Erkrankten und alle nahen Angehörigen.

Zum Zeitpunkt von »Ach du Scheiße« war der Gegner der große Unbekannte. Sekunden später bei »Wir schaffen das« ging die Vorstellung in Richtung Blinddarmdurchbruch. Mit Glaube, aber auch mit Hoffnung. Nach und nach entfaltete sich das wahre Ausmaß. Man wächst hinein und damit.

Mittlerweile ist MS zu einem Familienmitglied geworden. Ein drittes Kind gewissermaßen. Kein Wunschkind, so ehrlich muss man sein. Zu unnahbar, zu sprunghaft, zu hinterhältig, zu gemein. Es erzieht zur Demut. Es meldet sich, wenn man es nicht erwartet. Es zerstört Abende, Tage, Wochen. Es meldet sich ohne Vorwarnung, in diversen Ausprägungen. Körperlich und seelisch. Es braucht viel Verständnis, Einfühlungsvermögen, auch aktive Unterstützung. Es braucht Einstellung und Haltung. Es ist ein Teil des Lebens. Symptome werden einem völlig unvorbereitet vor die Füße geworfen. Vollkommen surreal und brüllend: Sieh zu, wie du damit klarkommst! Nervig, brutal. Schlimm, mitunter. Unverständlich, immer. Und plötzlich geht die Sonne auf. Ich muss die besonderen Momente nicht suchen, sie kommen zu mir. Ganz unverhofft. Humor hilft. Optimismus ist ohnehin ein steter Wegbegleiter. Es wird nicht immer alles gut. Aber es wird immer alles bestmöglich.

***

Für die folgenden Listen mit Dingen, die An- und Zugehörige im Umgang mit uns chronisch Erkrankten unbedingt tun (Dos) und lassen (Don'ts) sollten, habe ich zum einen meine Erfahrungen zusammengetragen und diese zum anderen mit Erfahrungen ergänzt, die ich gesammelt habe, während ich mich mit meinen Lieben sowie mit Leidensgenossen austauschte.

Dos & Don'ts für An- und Zugehörige

Dos – was An- und Zugehörige tun sollten

✓ Als An- oder Zugehörige von uns chronisch Kranken solltet ihr einfühlsam, verständnisvoll und emotional offen auf uns zugehen.

✓ Fragt uns chronisch Kranke, wie es uns geht, gebt uns Zeit, zu antworten, und hört uns zu.

✓ Gebt uns chronisch Kranken unbedingt unseren Freiraum, sodass wir uns jederzeit an einen aus unserer Sicht sicheren Rückzugsort begeben können.

✓ Versucht, mit uns chronisch kranken Menschen so »normal« wie möglich umzugehen, so ermöglicht ihr uns eine »normale« Teilhabe am »normalen« Leben.

✓ Signalisiert, dass ihr für uns chronisch Erkrankte da seid – und klärt uns offen darüber auf, wie weit eure Hilfsbereitschaft geht und wo eure Grenzen sind.

✓ Zeigt eure Gesprächsbereitschaft, aber drängt euch nicht auf.

✓ Sprecht mit uns chronisch Kranken darüber, welche Einschränkungen die Erkrankung im Alltag mit sich bringt, für uns Erkrankte, für euch – und entscheidet mit uns gemeinsam, wie wir damit umgehen wollen.

✓ Informiert euch über die Erkrankung. Beschafft euch Wissen zu Verlauf, Symptomen und Behandlungen.

✓ Redet mit uns chronisch Kranken auch über andere Themen als nur unsere Krankheit.

✓ Thematisiert euch. Bringt euch ins Gespräch, lasst uns chronisch Kranke an eurem Leben teilhaben wie eh und je. Fragt uns, wie wir uns an eurer Stelle entscheiden würden, wenn ihr vor einer Entscheidung steht.

✓ Habt Verständnis für unsere mitunter raschen Wechsel von guter in schlechte Laune und umgekehrt. Die meisten von uns chronisch Kranken reißen sich schon von sich aus so gut es geht zusammen. Irgendwo muss der Druck aber auch mal raus. Angesichts plötzlich auftretender Symptome passiert uns das auch schon einmal, wenn ihr danebensteht. Sorry! Sorry!

Ich bin ein echter Morgenmuffel. Ohne meinen Kaffee bin ich nicht zu gebrauchen. Das war vor der MS schon so, das ist mit der MS noch immer so. Und wenn dann die Kaffeemaschine streikt, so wie neulich, dann wehe dem, der mir in die Quere kommt. Mit Müh und Not gelang es mir, weder Wolff noch die Mädchen spüren zu lassen, wie ich litt. Ich war halt etwas grummelig. Als Wolff auf dem Weg zur Arbeit war und ich die Mädchen in die Kita gebracht hatte, brach es dann aber doch aus mir heraus. Zum Glück blieb die Waschmaschine gelassen, als ich sie verzweifelt anmotzte, und drehte unbekümmert weiter ihre Runden. Ihr dabei zuzusehen, beruhigt übrigens – von mir inzwischen wiederholt getestet und für gut befunden!

Don'ts – was An- und Zugehörige lassen sollten

✗ Nehmt uns chronisch Kranken nicht alles ab. Wartet ab, ob wir eure Hilfe erbitten.

✗ Interpretiert in das, was wir chronisch Kranke zu euch sagen, nicht mehr hinein, als darin steckt. Fragt stattdessen lieber geradeheraus nach, wenn ihr euch unsicher seid, wie wir das Gesagte wohl gemeint haben.

- ✗ Handelt nicht über unseren Kopf hinweg. Fragt uns stattdessen: »Was täte dir jetzt gut?«

- ✗ Konfrontiert uns chronisch Erkrankte bitte nicht mit eurer Vorstellung von unserer Krankheit. Fragt uns stattdessen lieber, was uns zum Thema am heftigsten bewegt.

- ✗ Vermeidet Belehrungen, übermäßiges Mitleid (stattdessen ist echtes Mitgefühl angesagt!) oder Verharmlosungen. Und bitte kommt uns bloß nicht mit Geschichten wie »Ich kannte mal jemanden …«.

- ✗ Schont uns chronisch Kranke nicht: Wir sind Teil dieser Welt wie ihr. Haltet keine Nachrichten von uns fern, ganz gleich, ob sie die weite Welt oder euch persönlich betreffen.

- ✗ Geht der Krankheit und schon gar nicht uns von ihr Betroffenen aus dem Weg. Akzeptiert die Krankheit und uns mit ihr als Teil einer neuen Realität.

- ✗ Schließt nicht von gestern auf heute und morgen: Was uns chronisch Erkrankten gestern noch leicht von der Hand ging, kann uns heute bereits schon schwerfallen oder gar unmöglich sein – und wie es morgen sein wird, das weiß keiner. Also spart euch bitte Sätze wie »Aber gestern ging es doch auch …«. Gerade wir MS-Patienten fühlen uns in einem Schub oder einer Uhthoff-Episode mitunter sehr hilflos und brauchen dann nicht noch extra Druck von außen.

Auch Prof. Dr. Hemmer kann aus seiner langjährigen Arbeit als MS behandelnder Arzt viele Erfahrungen mit An- und Zugehörigen beitragen:

Als der behandelnde Arzt begrüße er es beispielsweise sehr, wenn sich ein Patient zur Diagnosestellung oder dem anschließenden Erstgespräch von einem An- oder Zugehörigen begleiten lasse. Denn erfahrungsgemäß seien die Betroffenen zu diesem Zeitpunkt oft aufgeregt und verunsichert. Ein Lieblingsmensch an ihrer Seite wirke meist beruhigend und gebe ihnen Sicherheit. Zudem würde er die für den Betroffenen mitunter zu vielen Informationen mit aufnehmen. Wozu Prof. Dr. Hemmer aber auch anmerkt, dass es An- Zugehörige gebe, die sich recht dominant in das Gespräch einmischen würden. Hier sei es dem Neurologen zufolge wichtig, Grenzen rechtzeitig und – falls nötig – im weiteren Krankheitsverlauf immer wieder neu zu ziehen. Denn es sei nun einmal die Krankheit des Betroffenen und nicht die des An- oder Zugehörigen. Daher sollte immer der Betroffene im Mittelpunkt der Gespräche stehen. Er sollte die

Fragen des Arztes beantworten und eigene stellen, auf seinen Wunsch hin gerne auch unterstützt von seiner Begleitung.

Spannend sind die Erfahrungen, die Prof. Dr. Hemmer bezüglich der unterschiedlichen Akzeptanz der MS seitens der An- und Zugehörigen für das Buch mit mir teilte: Er erlebe einerseits die An- und Zugehörigen, die den Betroffenen unterstützen, stärken sowie ermutigen und die Krankheit nicht zu sehr in den Mittelpunkt stellen würden. Andererseits treffe er auch immer wieder mal auf An- und Zugehörige, die der MS überhaupt kein Verständnis entgegenbringen und sich davon distanzieren würden, was das Verhältnis zu den ihnen nahestehenden Betroffenen offensichtlich belaste. Darüber hinaus gebe es auch An- und Zugehörige, die selbst sehr unsicher, ja gar ängstlich mit der neuen Situation umgingen und mit ihren Ängsten auch die des von MS Betroffenen verstärkten.

Prof. Dr. Hemmer rät daher den An- und Zugehörigen, sich die folgende Grundphilosophie für den Umgang mit der MS, an der der ihnen nahestehende Mensch leidet, zu eigen zu machen: Es gehe darum, die Krankheit an sich ebenso wie die infolge der Erkrankung möglichen Auswirkungen aufs tägliche Leben zu akzeptieren. Auch, dass sich der Betroffene mit der Krankheit beschäftige, sollten die Menschen in seinem Umfeld annehmen. Wobei es darauf ankomme, dass sie seine Erkrankung weder bagatellisieren noch überbewerten würden, indem sie sie von sich aus in den Mittelpunkt des Alltags rückten, sodass sich alles nur noch darum drehe. Prof. Dr. Hemmer empfiehlt beiden Seiten, den Betroffenen wie ihren An- und Zugehörigen, sich zu erlauben, eine gewisse Lässigkeit im Umgang mit der MS zu entwickeln.

Gerade für das nach der Diagnose folgende alltägliche Leben mit der MS sei es von Bedeutung, insbesondere in schwierigeren Zeiten, zum Beispiel während eines Schubs oder einer Umstellphase der Medikamente, dass die An- und Zugehörigen den Betroffenen positiv bestärkten, ihm Rückhalt böten, ihm ihre Zeit schenkten.

So meistert ihr das erste Gespräch nach der Diagnose – als Betroffene sowie als An- oder Zugehörige

Aus eigenem Erleben und aus Gesprächen mit anderen MS-Patienten weiß ich, dass vielen besonders das erste Aufeinandertreffen nach der Diagnose mit den ihnen nahestehenden Menschen schwerfällt. Beide Seiten, sowohl wir Betroffene als auch unsere

An- und Zugehörigen, fragen sich dann oft, was sie sagen sollen und wie sie das sagen sollen, was sie sagen wollen, beziehungsweise wie sie das nicht sagen sollen, was sie nicht sagen wollen. Ich habe dafür auch kein Patentrezept. Aber ich habe ein paar Sätze gesammelt, die euch als Betroffene und als An- oder Zugehörige das erste Gespräch erleichtern können.

Als An- oder Zugehöriger könntet ihr beispielsweise so in die erste Begegnung einsteigen: »Ich hörte, was geschehen ist. Wie wäre es dir am liebsten, wie wir damit umgehen?« Je nachdem, wie euer Gegenüber reagiert, könnt ihr darauf eingehen. Zum Beispiel könntet ihr ihm signalisieren: »Ich würde dich gerne in den Arm nehmen.« Und dann fragen: »Darf ich das?« Respektiert, wenn er (noch) nicht mit euch darüber reden möchte. Sollte er euch gar barsch antworten, könnt ihr beispielsweise sagen: »Ich verstehe dich. Ich kann jedoch nichts dafür. Was kann ich tun?« Weitere Sätze, die ihr sagen könnt, wenn ihr trösten oder helfen wollt:

- »Was wünschst du dir?«
- »Was brauchst du?«
- »Du bist damit nicht allein, außer du willst allein sein.«
- »Willst du Gesellschaft oder bist du gerade lieber alleine?«
- »Deine Krankheit ist einfach schei...«
- »Ich finde, du hast alles Recht darauf, wütend, sauer, ängstlich verzweifelt ... zu sein.«
- »Wenn du jemanden brauchst, der mit dir schweigt, mit dir schimpft, mit dir weint, mit dir schreit – ich bin hier.«
- »Mir tut es sehr leid, dass du das jetzt durchmachen musst.«
- »Ich kann nicht mal ansatzweise nachfühlen, was du gerade fühlst. Aber ich bin da für dich.«
- »Sag mir Bescheid, wenn ich etwas für dich tun kann – einkaufen, spazieren gehen, zum Arzt begleiten ...«

Sechs Sätze, die ihr als An- und Zugehörige besser nicht zu uns chronisch Kranken sagt

Mir begegneten und begegnen im Miteinander mit mir nahe und ferner stehenden Menschen immer wieder gut gemeinte Aussagen wie: »Multiple Sklerose, puh, da hast du ja noch mal Glück gehabt. Wenigstens ist es kein Krebs!« Oder ich bekomme so etwas zu hören: »Wenn jemand die MS besiegen kann, dann du!« Und auch wenn mir gegenüber die folgende Aussage noch nicht geäußert wurde, kann ich doch nachfühlen, was sie in den Köpfen derjenigen anrichtete, die mir davon erzählten: »Alles geschieht aus einem bestimmten Grund ...«

Ich will euch hier nur kurz skizzieren, was solche Sätze mit uns chronisch Erkrankten machen können:

1. »Multiple Sklerose, puh, da hast du ja noch mal Glück gehabt. Wenigstens ist es kein Krebs!«

Diese Aussage soll mich beruhigen, indem sie mir vage aufzeigt, dass ich eine noch viel schlimmere Diagnose hätte bekommen können. Nun, »gut gemeint« ist noch längst keine Garantie für »gut gesagt«. Ich weiß selbst, dass es viele andere schwerwiegende Erkrankungen gibt. Dennoch ist für mich meine MS-Diagnose erst mal das Schlimmste, was ich mir ausmalen kann. Ich kann mein Leid nicht mit dem eines anderen Menschen vergleichen. Von diesem Satz fühle ich mich nicht abgeholt. Er spricht mir das Recht ab, angesichts meiner MS-Diagnose zu leiden. Wer mir diesen Satz sagt, wertschätzt mich nicht.

2. »Wenn jemand die MS besiegen kann, dann du!«

Ironie an Ich fühle mich von dieser Aussage gar nicht unter Druck gesetzt. *Ironie aus* Ich weiß, dass dieser Satz ermutigend klingen soll. Doch bitte denkt daran, dass wir chronisch Erkrankte an einer (noch) nicht heilbaren Krankheit leiden. Selbst dann, wenn wir mit – insbesondere aus medizinischer Sicht – vorbildlichem Verhalten glänzen, können wir bestenfalls den Verlauf der Erkrankung beeinflussen. Doch ein Sieg über diese ist auch dann nicht drin. Vergesst nicht, dass es hier um eine Krankheit geht, die ihre eigenen Spielregeln hat. Der nächste Satz geht in eine ähnliche Richtung …

3. »Du musst jetzt stark sein …«

Mein »guter« oder »schlechter« Umgang mit der MS hängt nicht von meiner Stärke oder Schwäche ab. Auch das löst Druck in uns Erkrankten aus. Denn ein möglicher Rückschluss wäre ja der: Behält die MS phasenweise die Oberhand, und das tut sie ganz gewiss, sind wir nicht stark genug gewesen, haben wir uns nicht doll genug angestrengt.

4. »Alles geschieht aus einem bestimmten Grund …«

Bitte, streicht diesen Satz sofort aus eurem Sprachschatz. Denn er führt uns chronisch Erkrankte schnell zu Gedanken rund um die quälende Frage »Habe ich irgendetwas getan, das dazu führte, dass ich krank wurde?«. Glaubt mir, diese Frage kommt so oder so auf, auch wenn sie zu nichts führt: Es macht absolut keinen Sinn, dass ich und viele andere Menschen krank werden.

5. »Denk positiv …«

Eine Diagnose wie meine MS reißt einem von jetzt auf gleich die Füße unterm Hintern weg. Als diejenigen, denen eine chronische Erkrankung diagnostiziert wird, erleben wir einen totalen Kontrollverlust. Wir fallen in einen Zustand physisch wie psychisch schmerzhaft spürbarer Unsicherheit. Beides sind extreme Gefühle, mit denen umzugehen kaum einer von uns gelernt hat. Und selbst wenn ich theoretisch Strategien dafür gehabt hätte, ich bezweifle, dass ich sie in diesem Gefühlschaos hätte praktisch anwenden können. Was ich sagen will: Es ist vollkommen verständlich, dass auf die Diagnose hin negatives Denken in unseren Köpfen einsetzt. Keiner von uns denkt sofort zuversichtlich nach vorn. Bevor unsere Zuversicht aufkommen kann, müssen wir uns zunächst wieder Sicherheit und Kontrolle verschaffen.

6. »Du bist noch so jung ...«

Ich weiß. Ich weiß! ICH WEISS! Und dennoch habe ich diesen Mist jetzt. Der Hinweis auf meine Jugend vergrößert den akuten Schmerz nur, den ich nach der Diagnose fühle. Ich trauere um eine Zukunft in einem gesunden Körper und muss mich damit abfinden, dass diese nicht mehr meine ist. Also streu mir nicht noch Salz in die Wunde! Bitte.

Ein Satz, der uns Erkrankten wirklich hilft

Das Beste, was ich nach meiner Diagnose gehört habe, ist das: »Anna. Es ist völlig okay, nach dieser Diagnose den Mut zu verlieren. *Was würde dir helfen, wie kann ich dir helfen, wieder mutig zu werden?*«

Zum Abschluss dieses Kapitels will ich euch noch von einer guten Freundin erzählen. Die hat mich nach meiner Diagnose angerufen. Immer wieder. Hatte ich nicht die Nerven, ans Telefon zu gehen, nahm sie mir das nicht übel. Niemals. Sie legte dann nicht auf, sondern sprach mir auf die Mailbox. Immer wieder. Zum Beispiel so was: »Hey, Anna, ich bin's. Fühl dich auch heute nicht von mir gedrängt. Ich wollte dir nur sagen, dass ich an dich denke. Melde dich, wenn du so weit bist. Ich bin da für dich, wenn du mich brauchst. Das weißt du ja. Ich hab dich lieb! Das weißt du ja auch. Wollt es nur noch mal gesagt haben. Du fehlst mir! Bis bald! Kuss und Schluss!«

So eine Sprachnachricht zu hören, tat jedes Mal gut. Ich fühlte mich auch dank dessen nicht allein. Ich wusste, dass ich mich jederzeit melden konnte, wenn ich so weit sein würde.

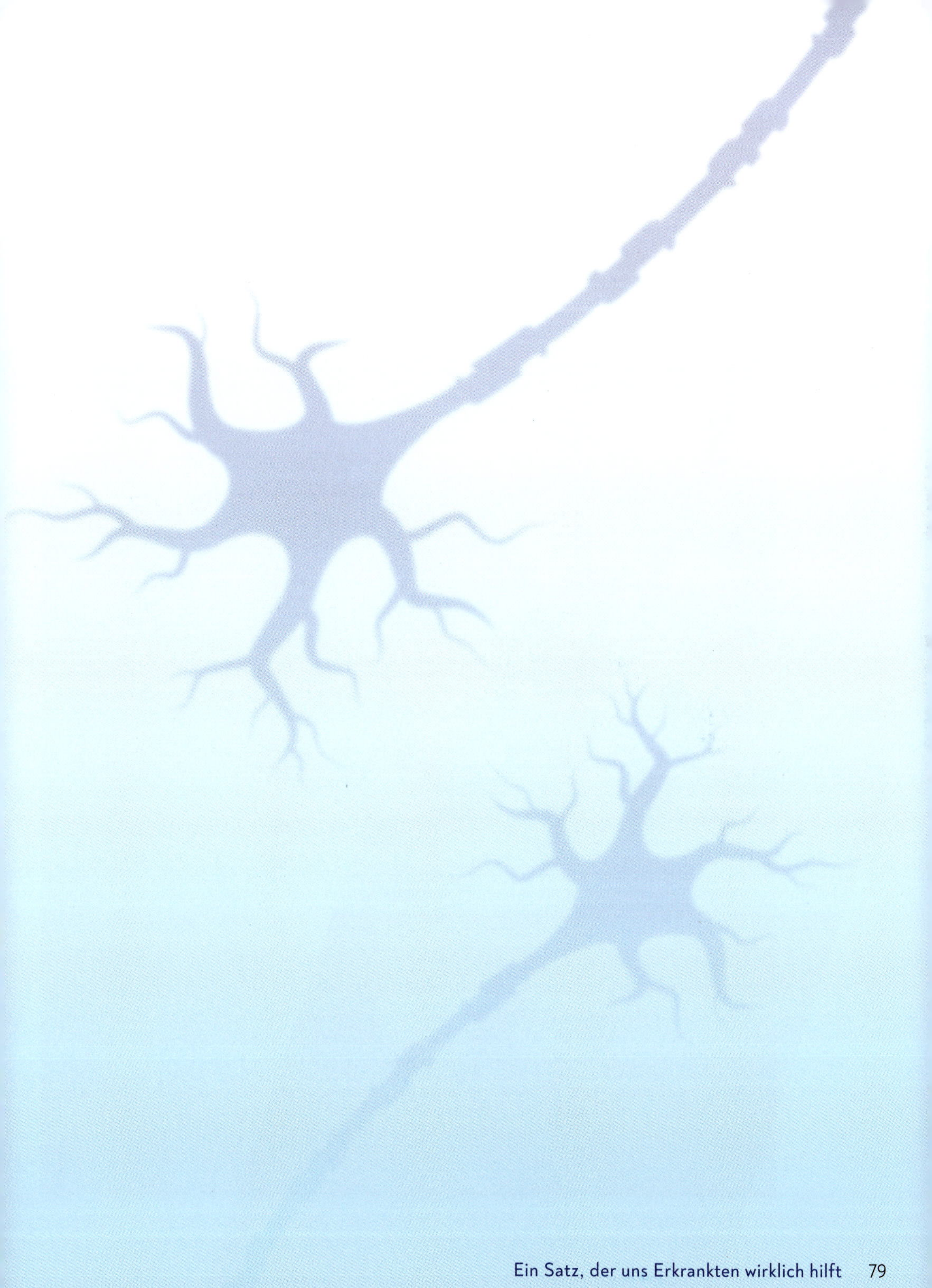

Mein Outing

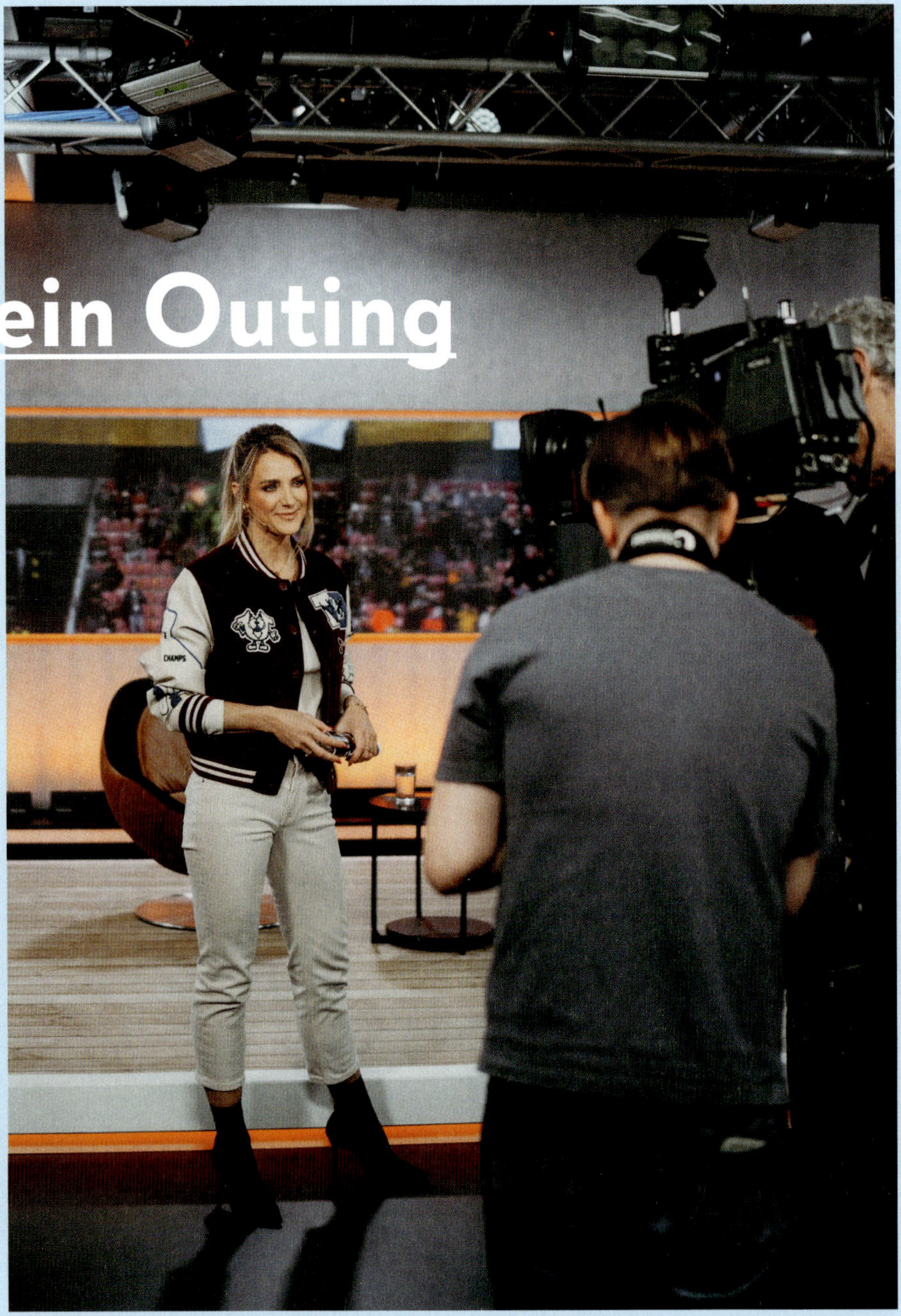

Zwischen der Diagnose und dem Moment, wo ich diese öffentlich machte, mich also als an MS Erkrankte outete, lagen fast sechs Jahre. In denen tat ich so einiges, um mir die Krankheit beziehungsweise ihre Nebenwirkungen nicht anmerken zu lassen – vor allem nicht in meinem Job – weder von den Kollegen neben mir vor noch von denen hinter der Kamera, und schon gar nicht von den Zuschauern.

Warum und wie ich meine MS geheim gehalten habe

Ich erinnere mich an einen kalten Bundesligaspieltag – Kälte triggert die Spastik in meiner rechten Hand, sodass die ihren Dienst hartnäckig verweigerte – wo ich das Mikrofon nur noch in der linken Hand hielt, um nicht zu riskieren, dass es mir vor laufender Kamera aus der rechten rutschte. Dem Zuschauer, zu Hause vor dem Fernseher oder am Handy, fallen solche Kleinigkeiten nicht auf, meinem Kameramann schon: Der forderte mich immer wieder auf, die nach einem Fußballspiel üblichen Interviews mit Spielern und Trainern nicht nur mit links zu führen, sondern bitte auch mal mit rechts. Ich ignorierte das, wusste ich doch um die Widerspenstigkeit meiner Hand. Dafür erntete ich zuerst fragende und dann verständnislose Blicke. Die nahm ich damals in Kauf, ich bezahlte für meine Entscheidung, meine MS geheim zu halten.

Die täglich zu setzende Spritze kurz nach der Diagnose verabreichte ich mir in einer Pause, niemand bekam davon etwas mit. War ich mit dem Flieger unterwegs, brachte mich das Päckchen mit Spritz-Pen und Wirkstoff in meinem Handgepäck bei der Sicherheits- und Gepäckkontrolle regelmäßig ins Schwitzen – ich wollte keinesfalls Aufsehen damit erregen. Allein der Gedanke, dass irgendjemand mich darauf hin ansprechen, mich zu umständlichen Erklärungen zwingen und damit die Aufmerksamkeit der Umstehenden auf mich lenken könnte, ließ mich oft zittern. Schließlich könnte mich ja jemand erkennen und mein Geheimnis lüften.

Weil ich wusste, dass ich auf hohen Absätzen immer ein besseres Bild auf dem Fernsehbildschirm abgab, trug ich meine heiß geliebten High Heels zwar immer noch, aber wirklich nur dann, wenn eine Kamera auf mich gerichtet war. Ansonsten lief ich in bequemen Sneakern am Set herum. Das ging so weit, dass ich zu einigen der Events auf dem roten Teppich, die in meinem Beruf immer mal wieder angesagt sind, in langen, weiten Kleidern oder Hosen auftrat, deren Saum auf dem Boden schleifte und meine nicht ganz so angemessenen Plateauschuhe oder gar Sneaker versteckte.

***

Der gewichtigste Grund dafür, meine Erkrankung nicht öffentlich zu machen, war, dass ich nicht bereit war, der Multiple Sklerose Raum in meinem Leben zu geben. Ich wollte lange nicht wahrhaben, dass sie da ist. Und dass sie eine ist, die bleibt. Anfangs gaben die Rollstuhlbilder, die mir auf den Broschüren, die die Ärztin mir zur Diagnose übergab, die mir bei meinen Recherchen im Internet und teils auch in den Köpfen derer begegneten, die ich in meinem engeren Umfeld von Anfang an informierte, mir jeden Grund, meine Krankheit nicht zu akzeptieren. Denn für mich verkörperte die Aussicht auf ein Leben mit einer chronischen Erkrankung, wie es meine MS nun mal ist, pure Schwäche. Und Schwäche sollte es in meinem Leben bislang nicht geben. Und ich tat alles, um es nicht fühlen zu müssen. Ich hatte Angst davor. Da konnte ich einfach nicht aus meiner Natur, die vom Sport, von einem Leben als Sportlerin geformt worden war. Während die MS sich längst in meinem Körper breitgemacht hatte, zeitweise sogar die Kontrolle darin übernommen hatte, war sie in meinem Kopf noch längst nicht angekommen. Und ich verweigerte ihr lange den Zutritt – und zwar mit aller Kraft.

Stand ich in meinem Leben bisher vor einer Herausforderung, machte ich sie zu meinem Ziel, zog mir quasi mental die Ziellinie. Anschließend trainierte ich teils bis zum Umfallen – und das mit großer Leidenschaft – und stellte mich dann dem Wettkampf. Bei dem gab es für mich immer nur einen Sieger. Und der wollte ich sein, das stand außer Frage. Denn ganz ehrlich, auf den Plätzen zwei und drei wollte ich nicht landen.

Die MS machte mir einen dicken, fetten Strich durch diese Lebensstrategie, die ich längst vom Sport auf andere Bereiche wie Studium und Job übertragen hatte und mit Erfolg lebte. Bis jetzt. Ich konnte in den ersten Monaten und Jahren nach der Diagnose keine Ziellinie mehr erkennen. Die Strecke vor mir war mit der MS als Begleiterin plötzlich nicht mehr abgesteckt, das Ziel offen. Das zu schlucken, fiel mir mehr als schwer. Immer wieder kaute ich darauf rum und bekam den Brocken doch nicht runter.

***

Mit dem Therapiewechsel und der Umstellung von der täglichen Spritze auf die monatliche Infusion wurde mein Leben mit MS komfortabler. Mir gelang es fast immer, die vorgegebenen Infusionstermine wahrzunehmen – ein Hoch auf die Freiheit als Freie und Selbstständige! Ich kann die paar Male an einer Hand abzählen, wo ich wegen kollidierender Termine in meinem Kalender in Bedrängnis geriet. Und ich gebe zu, ein-, zweimal habe ich zur Notlüge gegriffen und mich zum vereinbarten Infusionstermin krankgemeldet und um einen zeitnahen Ersatztermin gebeten, weil der Ruf der Arbeit stärker war.

Warum und wie ich mich als MS-Erkrankte geoutet habe

Meine Entscheidung, der ganzen Geheimniskrämerei, insbesondere an der beruflichen Front, ein Ende zu machen, traf ich nicht von heute auf morgen. Sie wuchs mit den MS-Jahren. Denn mein Bemühen zur Geheimhaltung führte hier und da dazu, dass ich verkrampfte. Die Lockerheit, mit der ich früher meinen Job machte, litt darunter. Mir nichts anmerken zu lassen, das kostete auf Dauer immer mehr meiner Kraft. Ich fürchtete um meine Leistung. Denn für mich kam es nicht infrage, etwas anderes als perfekt abzuliefern. Dennoch dauerte es, bis ich mir eingestand, dass das Geheimhalten ungesund war. Ich war die Situation leid. Ich war mental müde. Ich erkannte, dass ich dem Ganzen ein Ende machen musste.

Wolff und ich hatten in den vergangenen Jahren immer wieder mal über ein mögliches Outing gesprochen. Er sah das Ganze bislang recht kritisch, kannte er doch genug Beispiele aus unserer Branche, wo die Wellen, die ihr Outing der einen oder anderen Art verursachte, heftigst über sich outende Kollegen hereingebrochen waren. Am liebsten hätte er mich, und später mich und die Mädchen, in einen Kokon eingesponnen, um mich vor Enttäuschungen und Verletzungen zu bewahren. Er wusste, was auf dem Spiel stand: Ich war eine der wenigen Frauen, die es im deutschen Fernsehen zur Sportmoderatorin geschafft hatten. Und er wusste auch, dass ich damit einen Traum lebte.

***

Doch auch wenn meine Entscheidung, meine Erkrankung öffentlich zu machen, eine war, die ich für mich traf, spielten andere MS-Betroffene dabei eine Rolle. Denn in unseren Gesprächen, zum Beispiel in den Behandlungsräumen, in denen wir an unseren Infusionstagen gemeinsam sitzen, jeder an seinem Tropf hängend, bekam ich immer wieder zu hören, dass es viele genauso wie ich machten und ihre MS verheimlichten.

Mir wurde klar, dass wir alle den Druck, den die Geheimhaltung auf uns ausübte, erlebten. Er ging uns allen unter die Haut. Und weil nicht jeder Betroffene die Möglichkeit hat, ebendieses Gesicht von Multiple Sklerose so zu zeigen wie ich, nahm ich unser aller Mut zusammen. Denn wenn wir Betroffene uns nicht sehen lassen, wird uns auch keiner sehen. Wenn wir nicht zeigen, wie stark wir mit unserer Erkrankung sind, als Partnerin, als Elternteil, als Kollegin, als Freundin, als Mensch, dann wird die Welt uns unsere Multiple Sklerose immer als Schwäche auslegen.

***

Eine große Rolle spielte Krissi für mein Outing. Besser gesagt: Sie hat es mit ins Rollen gebracht. Krissi hatte hautnah miterlebt, wie sehr mich die ganze Heimlichtuerei zunehmend belastete. Und so bestärkte sie mich schon seit einigen Jahren bei jedem unserer Treffen zum Spazierengehen, zum gemeinsamen Essen, die MS aus dem Versteck zu holen. Sie hatte den Schritt längst hinter sich und gute Erfahrungen damit gemacht. Zugleich sah Krissi mich als künftige Botschafterin für MS. »Anna«, sagte sie, »du bist bekannt. Das kannst du nutzen, um etwas für Menschen wie uns zu tun. Du kannst über unsere Erkrankung aufklären und informieren! Du kannst mit deinem Promistatus Gutes bewirken. Du kannst ein Beispiel für viele wie uns sein.« Als ich Krissi bei unserem Gespräch im Englischen Garten sagte: »Ich bin so weit. Ich mach das jetzt«, drückte sie mich ganz fest. Ich wusste sie an meiner Seite und das gab mir unheimlich Kraft.

***

Und so redete ich im Sommer 2021 zum ersten Mal mit Menschen außerhalb meines eng vertrauten Umfeldes, meines Inner Circles, über meine Multiple Sklerose. Das kam so: Ich hatte im Frühjahr ein Jobangebot des TV-Senders RTL erhalten. Ein Jobwechsel stand mir in Aussicht. Ich empfand den Zeitpunkt als günstig, um öffentlich über meine MS zu sprechen.

Zum einen stand meine MS immer noch irgendwie im Hausflur meines Lebens rum und liebäugelte immer wieder mit dem Sofa im Wohnzimmer, um es sich darauf bequem zu machen. Den Mittelpunkt meines Lebens wollte ich ihr jedoch nicht überlassen. Dennoch wurde mir klar, dass sie ihren Platz brauchte. Im Flur störte sie inzwischen so sehr, dass ich weder um sie herum noch über sie hinweg leben konnte. Oft genug hing der Haussegen schief. Das kostete mich einfach zu viel Kraft. Ich musste ihr, wohl oder übel, dauerhaft Platz machen – in meinem Terminkalender und in meinem Leben. Als ich meine MS endlich als Dauergast akzeptierte, brachte ich sie im Gästezimmer meines Lebens unter. Und innen an die Tür pinnte ich meine Hausordnung. An die hatte sie sich gefälligst zu halten. Als ich die MS als Dauergast in meinem Leben akzeptierte, sah ich keine Notwendigkeit mehr, ihre Anwesenheit zu verschweigen. Dazu gehörte, dass ich meine neuen Arbeitgeber über meine Krankheit informierte. Und das tat ich auch. Wolff wusste ich dabei an meiner Seite, wie immer konnte ich mich auf ihn verlassen.

Zum anderen befürchtete ich die Verschlimmerung der Krankheit, damit muss ich ja immer rechnen, und dass sie meine Arbeit ernsthaft beeinträchtigen könnte. Ich wollte nicht im Nachhinein erklären müssen, dass ich die Krankheit verschwiegen hatte. Also legte ich bei dem Gespräch mit RTL die Karten auf den Tisch. Nachdem wir unsere Erwartungen, die des Senders an mich und meine an den Sender, ausgetauscht hatten, sagte ich, dass ich bereit für die neue Aufgabe sei. Dann gab ich dem Sender meine Diagnose mit, verbunden mit der Hoffnung, dass diese kein Problem bei der Entscheidung für mich darstellen würde.

Ich wurde nicht enttäuscht. Der Sender reagierte noch während unseres Gesprächs sehr verständnisvoll und wertschätzend. Ich fühlte mich so wohl und sicher in dem Moment, dass ich direkt um Hilfe für mein Outing in der Öffentlichkeit bat. RTL verstand, dass es mir dabei weniger um mich als vielmehr um die Mission ging, die Krankheit Multiple Sklerose in den Fokus der öffentlichen Aufmerksamkeit zu rücken. Man wollte mir gerne dabei helfen, die MS zu entmystifizieren. Das hatte ich in dem Maße gar nicht erwartet. Umso größer war meine Freude. Und so haben wir gemeinsam eine Strategie für mein öffentliches Outing entwickelt. Die beinhaltete, dass ich nach einer gewissen Einarbeitungszeit in verschiedene Sendungen des Senders gehen und meine MS-Geschichte vor laufender Kamera erzählen würde. Wer sich jetzt darüber wundert, dass wir ein Outing nach Plan vorhatten, dem begründe ich diesen Schritt gerne: Nur so konnten wir einigermaßen steuern, wie meine MS-Geschichte von den Medien geschrieben wird. Wir wollten ja kein Schreckensbild von der MS verbreiten, sondern genau das Gegenteil: Wir wollten zeigen, dass die Krankheit behandelbar ist, dass man – hier: ich – damit gut leben kann. Es ging darum, aufzuklären, um Menschen mit MS das Leben zu erleichtern. Um ihnen mehr Chancen zu eröffnen. Mir war besonders wichtig, dass die Medien mich nicht als bemitleidenswerte Frau darstellten, sondern zeigten, wie es wirklich ist: mein Leben mit MS. Selbstverständlich musste ich dazu das eine oder andere von mir preisgeben. Aber das war und ist mir die Sache wert.

***

Am 31. August veröffentlichte RTL eine News. Darin hieß es unter anderem: »Ab dem 16. September moderiert RTL-Neuzugang Anna Kraft die Matchday-Show bei TVNOW – alles rund um die Europa League und die neu geschaffene Europa Conference League. Die 35-Jährige ist nicht nur erfahrene Moderatorin, sie ist auch ehemalige Leichtathletin und zweifache Mama. Dass sie aber zwei gesunde Kinder auf die Welt gebracht hat, ist nicht selbstverständlich. Denn Anna hat uns jetzt etwas anvertraut, was sie bisher immer geheim gehalten hat. Sie ist unheilbar krank. Sie leidet an Multipler Sklerose.«[5] Ich finde, das zeigt ganz gut, wie mein Arbeitgeber mit meiner Krankheit umging: respektvoll, wertschätzend.

Das erste Mal habe ich dann im Frühmagazin von RTL bei *Punkt 6* öffentlich über meine Erkrankung gesprochen. Die Nacht davor verbrachte ich in einem Hotelbett in

Köln. Ich habe wenig geschlafen. Ich war mir zwar sicher, dass ich diesen Schritt gehen wollte, aber natürlich flatterten mir die Nerven. Ich telefonierte lange mit Wolff und er schaffte es, mich zu beruhigen. Und dann geschah etwas, das mich vollkommen überraschte. Mit der Gewissheit, am nächsten Morgen »Guten Morgen, Deutschland – ich habe Multiple Sklerose« vor laufender Kamera zu sagen, fiel plötzlich die ganze Last von mir ab, die ich all die Jahre mit mir rumgeschleppt hatte. Ich spürte, wie sie aus meinem gesamten System glitt, runter aufs zerwühlte Bett und auf den Boden. Eine Leichtigkeit erfüllte mich und die fühlte sich so gut an! Ich hatte Wolff noch immer am Ohr, konnte aber kaum sprechen. Ich wollte diesen Moment genießen und gab mein Bestes, ihn mit Wolff zu teilen. Wir redeten und redeten.

Was mir meine Offenheit brachte

Die Sendung lief wie erwartet. Und obwohl es eine Morning Show war, die nicht so viele Zuschauer erreichte wie eine Abendsendung zur Primetime, erhielt ich anschließend ein durchweg positives Feedback. Menschen aus ganz Deutschland, Bekannte und Unbekannte, kontaktierten mich. Darunter sehr viele MS-Patienten, ihre Partner und Familienangehörigen, Menschen, die mich aus dem Fernsehen kannten, und solche, die noch nie zuvor von mir gehört hatten. Kollegen, mit denen ich täglich zusammenarbeitete, und solche, die ich selbst bislang nur auf dem Bildschirm gesehen hatte. Die vielen Reaktionen beflügelten mich und bestätigten mir, dass ich den richtigen Schritt gemacht hatte.

Natürlich – und das schreibe ich ganz offen, damit ihr, die ihr euer Outing plant, wisst, womit ihr rechnen müsst – gab es auch Menschen, auch mir recht nahestehende, deren Reaktion ich erwartete und die dann ausblieb.

Noch viel mehr Zuspruch erlebte ich dann nach meinem Auftritt bei *stern TV*. Ein Kamerateam hatte zuvor mich und Wolff in München besucht und uns gefilmt. Ganz Deutschland erlebte mich somit in meinem Alltag mit MS, ich nahm die Zuschauer an diesem Mittwochabend mit ins Fitnessstudio und in die MS-Ambulanz, die mir in den vergangenen Jahren zu einem »zweiten Zuhause« geworden ist. Nach der Sendung erlebte ich eine riesige Welle an Reaktionen.

Die vielen Zuschriften auf allen erdenklichen Kanälen lösten große Gefühle in mir aus: Wenn MS-Betroffene mir ihre Schicksale schilderten, sich mit Fragen an mich wandten, die sie sehr bewegten, sich dafür bedankten, dass ich mich, auch für sie, an die

Öffentlichkeit gewagt hatte, dann musste ich auch schon mal weinen. Stellvertretend für die vielen Menschen, die mich kontaktierten, möchte ich euch die folgenden Zuschriften zeigen:

R. schrieb mir: *Danke, dass du* ***öffentlich über MS redest*** *und zeigst, dass* ***auch damit ein voll belastbares Leben absolut möglich*** *ist* 😍.

***

A. M. schrieb mir: *Super Beitrag!* 👏 *Ich habe meine Diagnose MS 2018 bekommen und habe zwei gesunde Kinder* 🙏. *Bin auch bei den aktiven Schüben.* ***Manchmal sind wir Freunde und manchmal sind wir Feinde*** 😜. *Positive Gedanken können es einem einfacher machen* 🙏. *Ganz viel Kraft Ihnen weiterhin.*

***

A. schrieb mir: *Leider »kenne« ich dich nicht, da Fußball nicht meins ist. Aber ich finde es gut, dass du* ***der Krankheit mehr Gehör verschaffst,*** *ich habe die Diagnose auch vor einem Jahr erhalten.*

***

P. schrieb mir: *Guter Kommentar* 🔝. *Ich, als selbst Betroffene, kann dir nur zustimmen.* ***Nur nicht den Mut verlieren, davon wird die Krankheit nicht besser und man verpasst das Leben.***

***

A. schrieb mir: *Ich habe seit zehn Jahren MS und lebe gut damit, wie gesagt: damit.* ***MS lebt mit mir und nicht ich mit ihr.*** *Ich gebe ihr nicht viel Platz zum Atmen.* 👍 😁

***

S. schrieb mir: *Hab seit neun Jahren* ***MS, hat alles auf den Kopf gestellt*** *… Es geht aber immer weiter. Never give up! Alles Gute für dich und toll, dass du offen darüber redest!* 👍 *lg*

***

H. schrieb mir: *Vielen Dank für deinen Beitrag. Ich habe seit 9/2015 MS. Und im April dieses Jahres [gemeint ist 2021 – Anmerkung von mir] einen kleinen Jungen bekommen.* ***Dein Beitrag liest sich wie mein Leben.*** *Vielen Dank, dass du an die Öffentlichkeit gegangen bist und* ***MS ein bisschen normaler machst.***

***

J. schrieb mir: *Hallo, Anna, danke für deine Offenheit! Ich bin gerade noch auf der Reise, was mit meinem Nervensystem nicht stimmt. Auch* ***wenn jeder denkt, dass ich Rambo bin, bin ich innerlich gerade ein Häufchen Elend. Du machst mir gerade Mut.*** ❤️💐

***

W. schrieb mir: *Ich weiß genau, was du meinst. Ja, ich habe auch MS, aber mir geht's dank der Tabletten gut.* ***Ich habe keine »Behinderungen« oder Einschränkungen.*** *Okay, ich habe* ***leichte Schwierigkeiten beim Schreiben,*** *aber sonst ist alles in Ordnung. Natürlich habe ich* ***Tage, wo nicht alles so toll ist.*** *Ich wünsche dir von Herzen alles erdenklich Gute! Pass auf dich auf und bleib schubfrei …*

***

B. G. schrieb mir: *Ich habe die MS schon über 20 Jahre, man kann* ***gut mit ihr leben.*** *Gut, dass du darüber sprichst.* ***Wir werden sehr ablehnend behandelt, manchmal, weil alles, was man nicht sieht, in vielen Köpfen nicht existiert.*** *Danke schön dafür!*

***

M. schrieb mir: *Super Statement! Solche öffentlichen Stimmen sind wichtig und richtig* 😊*.* ***Mir ging es bei der Diagnose auch so, dass ich gar nichts darüber wusste.***

***

R. schrieb mir: *Ich bin 38 und habe mit 23 die Diagnose bekommen. Es hat einige Jahre gedauert, bis man für mich die richtige Medikation gefunden hat. Seitdem geht es mir gut und ich hatte seitdem zum Glück selten Schübe.* **Wir sind alle stark und drücken diese blöde Krankheit ein Stück weg.** 💪

***

L. schrieb mir: *Ich habe auch MS und finde es toll, dass immer mehr Prominente sich outen, um zu* **zeigen, wie unterschiedlich die Krankheit verläuft,** *und mit ein paar Mythen aufzuräumen. MS ist schei…, aber das Leben kann trotzdem schön sein* 🙂.

***

T. schrieb mir: *Danke, dass du offen mit der MS umgehst und ein positives Beispiel bist!* **Sich zu outen ist hart,** *ich selber bin mit 25 an MS erkrankt und* **traue mich erst jetzt langsam, offener damit zu sein.**

***

M. H. schrieb mir: *Hallo, Anna. Ich habe heute deinen Beitrag bei RTL gesehen und eben die Gala-Berichterstattung geschaut. Finde es unglaublich sympathisch, wie du mit der Krankheit umgehst und* **endlich mal keine »Todesschlagzeile« aus der MS gemacht** *wird. Ich wünsche dir alles Gute!* ❤️ *Bin sehr begeistert! Und als Betroffene fühle ich* **die Krankheit erstmals gut dargestellt in den Medien!**

***

A. schrieb mir: *Hallo. Du bist eine große Inspiration für mich und mein Vorbild. Bei mir wurde die Vorstufe der MS diagnostiziert. Ich* **habe große Angst vor der Erkrankung** *und davor, dass* **mein Leben nicht mehr lebenswert wird.** *Und ich wünsche mir so sehr ein Kind. Hoffentlich kann mir in dem MS-Zentrum geholfen werden. Ich wünsche dir alles Gute! Du bist toll!*

***

S. V. schrieb mir: *Starke Frau*

***

F. schrieb mir: *Liebe Anna. Danke für den Mut, deine Krankheit offen nach außen zu tragen. Ich habe auch eine neurologische Erkrankung und* ***es gibt gute und schlechte Tage.*** *Eins der wichtigen Dinge ist es,* ***nie den Mut zu verlieren,*** *auch wenn es* ***viele »Dämonentage«*** *sind.* ***Nach außen sehen viele nur die perfekte Familie und im Inneren kämpft man gegen diese Krankheit mit vielen Gesichtern.***

***

M. P. schrieb mir: *Guten Morgen, ich* ***möchte Mut machen und Ängste nehmen.*** *Bin seit 1996 an MS erkrankt. Bis 2004 jährlich mit sehr vielen Schüben (teilweise mehr als sechs pro Jahr). 2004 kam ich mit Rollstuhl aus der Klinik. Habe von 1997 bis 2018 Basistherapien, 17 Jahre Spritzen und vier Jahre Tabletten erhalten. Ich bin seit dem letzten Schub 2002 schubfrei, kann wieder prima gehen und habe sämtliche Medikamente im März 2018 abgesetzt. Das frische MRT zeigt keinerlei Veränderungen gegenüber den vorherigen und mir geht es ohne Medis super. So kann es also auch gehen. Ich drücke die Daumen, dass Sie auch ein solches Glück haben.* 😊

***

S. schrieb mir: *So stark!! Respekt, liebe Anna!* ❤️ ***Wie kommst du mit dem Sport klar?*** *Du bist fit … bist du manchmal zu erschöpft?*

***

M. K. schrieb mir: *Ich habe vor einem Jahr die Diagnose MS bekommen und die zweite Schwangerschaft erst mal auf Eis gelegt, um mich erst mal richtig reinzufinden. Leider war das nicht die einzige Diagnose in den letzten anderthalb Jahren, im Dezember kam noch die Endometriose und vor anderthalb Jahren ein zum Glück relativ kleines hormoninaktives Hypophysenadenom [ein meist langsam wachsender gutartiger Tumor der Hirnanhangsdrüse – Anmerkung von mir] dazu. Mich würde* ***interessieren, wie die MS sich in deiner Schwangerschaft und nach der Entbindung ver-***

halten hat. *Ich habe eine wundervolle Tochter, keine Frage, aber ich wollte den Wunsch nach einem zweiten Kind jetzt nicht ganz zu den Akten legen. Wie hat sich das Ganze bei dir verhalten?*

***

L. P. schrieb mir: *Du starke Maus. Respekt und* ***toll, dass du darüber sprichst und Leuten dadurch auch hilfst.*** ❤️

***

S. Sch. schrieb mir: *Hi, Anna, finde super, wie du mit deiner Erkrankung umgehst, mach bitte weiter so! Meine Frau […] (27 Jahre alt) hat ihre Diagnose mit 16 bekommen und nimmt seit dem 18. Lebensjahr täglich das Medikament […], womit sie super klarkommt und weshalb sie seitdem keinen Schub mehr hat. Zu meiner* ***Frage: Wie viel Angst muss ich/müssen wir vor einer Schwangerschaft haben?*** *Die Neurologin sagt, dass es* ***im Anschluss an die Schwangerschaft mit einer höheren Wahrscheinlichkeit zu einem Schub kommen könnte.*** *Wie war es bei dir?*

***

T. P. schrieb mir: *Wir kennen uns nicht, aber ich erlebe, wie offen du mit deiner MS-Erkrankung umgehst, was ich sehr positiv finde.* ***Solche Themen müssen mehr in den Fokus der Öffentlichkeit.***

***

S. schrieb mir: *Hallo, Anna, habe gerade im Fernsehen gesehen, dass du an MS erkrankt bis.* ***Toll, mutig, das Thema anzusprechen.*** *Ich, 48, habe […] im letzten Oktober diese Krankheit diagnostiziert bekommen. Erst mal Schock, aber mittlerweile kann ich damit umgehen. Wie du sagst, es gibt gute und schlechte Tage. Aber die schlechten versuche ich zu verdrängen und mich mit positiven Gedanken und Dingen abzulenken.* ***Für mich ist aber auch mal eine Ruhepause am Tag wichtig.*** *Alles Gute für dich* 💪 *weiterhin* 🌻

***

M. schrieb mir: *Ich finde, du bist ein positives Beispiel dafür, wie man auch mit der Diagnose und Krankheit umgehen kann.* ***Meine Mutter hat MS*** *und dadurch hat sie so viele Fehler in meiner Kindheit gemacht, weil sie mit sich selber beschäftigt war und irgendwann resigniert hat. Nur: Ich war als kleines Kind da, mit allen Bedürfnissen, Emotionen, Herausforderungen und Wünschen und* ***alles ist der Krankheit zum Opfer gefallen*** *und am Ende bin ich psychisch krank und meine Mutter lebt heute noch mit MS und weiß nicht, was ihrem Kind diese Krankheit angetan hat.*
LG, liebe Anna!

***

J. L. W. C. schrieb mir: *Ganz, ganz tolles Interview, liebe Anna!* 😍
Tolle Botschaft für alle von uns! ❤️

***

N. schrieb mir: *Liebe Anna! Vielen, vielen Dank für deinen tollen und so positiven Beitrag und das* ***Vorhaben der »Entmystifizierung« dieser blöden »Sache«!*** *Ich habe meine Diagnose sei 03/2013, habe zwei kleine wundervolle Töchter (3,5 Jahre und 1 Jahr) und spüre bis auf ein wenig Ameisenlaufen in den Beinen und ein paar Kapriolen bei so blödem Wetter wie momentan auch kaum etwas! Und ich bin überzeugt davon, dass das auch so bleiben wird. […]* ***Der Gedanke an MS = Rollstuhl ist heut dank der Medizin in den meisten Fällen Gott sei Dank vollkommen überholt und unzutreffend!*** *Also blicke ich jeden Tag positiv in die Zukunft und freu mich darauf, ab Januar* ***nach der Elternzeit wieder arbeiten zu gehen!*** *Dir von Herzen alles Liebe, viel Kraft und weiterhin diese positive Einstellung!*

***

F. schrieb mir: *Ich finde es richtig und wichtig, dass du es öffentlich gemacht hast. Ich habe die Diagnose seit April 2021, als ich meinen Schub hatte […] Aber die Ärzte sagen,* ***ich werde nicht im Rollstuhl landen,*** *weil ich eine* ***leichte Form der MS*** *habe* ***(als wäre irgendetwas an dieser Krankheit leicht).*** *Es ist* ***nicht wirklich sichtbar*** *und das macht es* ***für andere schwer nachvollziehbar.*** *Darum sollte viel mehr darüber gesprochen werden. Danke für deinen Mut! Alles Gute für dich* 💪🍀🐞🙌

***

K. schrieb mir: *Weiter 👍💪 so,* ***wir beherrschen die MS, nicht die MS uns.*** *Danke, ❤️dass du öffentlich darüber sprichst. Leider ist es* ***immer noch ein Tabuthema,*** *ich gehe auch offen damit um.*

***

A. P. schrieb mir: *Weiter, immer weiter, Anna.* ***Hut ab für diesen Balanceakt.***

***

J. schrieb mir: 👏 *Danke für deine stärkenden Worte zu dieser »blöden« Krankheit.* 🔥❤️ ***MS ist für mich »Alles kann – nichts muss«.*** *Und ja, sie macht einen noch stärker, als man vielleicht vorher schon war.* 💪❤️🌻🦄 *Liebste Grüße & bleib so* ✌️🍀🌸🌞

***

J. K. schrieb mir: *Danke, dass du es öffentlich machst.* 🙏 *Die* ***Krankheit beziehungsweise die Diagnose versetzt einen am Anfang in Angst und Schrecken*** *– ein* ***tiefer Abgrund*** *tut sich auf. Man darf nur nicht in diesen Abgrund hineingezogen werden! Daher sind die* ***Aufklärung und der Umgang mit der MS so wichtig.*** *Auch* ***für andere Betroffene, die vielleicht in Zukunft diese blöde Diagnose bekommen.***

***

N. schrieb mir: *Ich bekam MS voriges Jahr [gemeint ist 2020 – Anmerkung von mir] im September und seit du es öffentlich gemacht hast, blicke ich genauso positiv in die Zukunft, wie du es tust!* ***Danke, dass du auch anderen MS-Patienten Mut machst!*** 🙏❤️

***

Anfangs hatte ich noch versucht, jede Nachricht mit ein paar Zeilen zu beantworten. Doch der Zustrom, von etlichen weiteren TV-Auftritten und Interviews in Zeitungen und Zeitschriften befeuert, hielt an und ich kam längst nicht mehr hinterher. Ich hoffe, dass ihr alle, denen ich nicht persönlich zurückgeschrieben habe, das versteht. Auch deshalb habe ich dieses Buch geschrieben – um euch allen von ganzem Herzen zu danken! Fühlt euch gedrückt!

Meine Dämonentage

Im Zuge meines Outings konfrontierte mich eine Journalistin auch erstmals mit der Frage, ob der Tod für mich ein Thema sei. Damit überraschte sie mich, denn bisher hatte ich meine Multiple Sklerose selbst in meinen düstersten Momenten nicht mit dem Tod in Verbindung gebracht. In meiner Wahrnehmung war und ist die MS auch nicht »tödlich« wie ein Krebs, dem ich ohnmächtig ausgeliefert bin, während er mich innerlich zerfrisst. Es mag durchaus sein, dass diese gefühlte Sicherheit auf den Erfahrungen beruhte, die ich bisher mit meiner Erkrankung gemacht hatte. Ich kannte den ersten großen Schub, der mich einst mit voller Wucht ins Krankenhaus gebracht hatte. Ich kannte inzwischen drei Therapien, eine für mich besser als die vorhergehende. Ich kannte echte Schübe und Pseudoschübe – und ich kannte meine Dämonentage.

***

So nenne ich die immer wieder vorkommenden Tage, an denen meine MS die Tür vom Gästezimmer aufmacht und sich, mal flüsternd, mal schreiend, in meinen Alltag einmischt. An solchen Tagen merke ich schon beim Wachwerden an variierenden Symptomen: »Ah, ein Dämonentag!«, und weiß aus Erfahrung, dass meine Kraft nicht bis zum Abend reichen wird. Ich stehe dennoch auf, erst recht, seit unsere Töchter auf der Welt sind. Ich tue alles dafür, dass sie nicht unter meiner Krankheit leiden müssen. Das richtige Maß zu finden, um mit der mir verbleibenden Kraft den Tag über zu haushalten, ist schwierig. Ich handle meist nach dem Verfahren »trial and error« (auf Deutsch: »Versuch und Irrtum«). Doch ich will gar nicht viel um den heißen Brei herumschreiben: Dämonentage sind böse.

Sie sind deshalb böse, weil ich nie weiß, ob es bei dem einen Dämonentag bleibt oder zwei, drei am Stück kommen, die sich, zäh wie Kaugummi, in die Länge ziehen. Die unterschiedlichsten Symptome melden sich dann und ich habe mittlerweile auch das Gefühl, dass im Laufe der Zeit neue hinzukommen. Ich spüre dann deutlich das Ameisenkribbeln, habe Taubheitsgefühle, mitunter ist mein Arm schwer. Es fühlt sich an, als hätte ich dort Muskelkater. Oder ich habe von der Halswirbelsäule abwärts in den Rücken so ein schmerzhaftes Druckgefühl, als hätte ich mich falsch belastet. Ich bin dann langsamer unterwegs. Mein Händedruck fällt nicht so kräftig aus wie normalerweise. Das ist blöd, denn ich mag meinen festen Händedruck. Manchmal habe ich auch Kopfweh und fühle mich besonders schlapp – ganz so, wie Eltern sich fühlen, die der Nachwuchs die ganze Nacht auf Trab hielt.

An besonders dämonischen Dämonentagen versuche ich, nur das Nötigste zu erledigen, und lasse den Rest liegen. Das geht mir mächtig gegen den Strich und meine inneren Stimmen überschlagen sich: Ich liebe es ordentlich und sauber und mein Ordnungssinn erzählt dann meinem Selbsterhaltungstrieb jede Menge Blödsinn. Von wegen »Nun hab dich mal nicht so!« über »Sei nicht so faul!« bis hin zu »Du kriegst nichts auf die Reihe!«. Und der Selbsterhaltungstrieb erwidert immer nur kleinlaut: »Es geht heute nicht ...«, »Ich brauche eine Auszeit ...«, »Sei leise, bitte ...«. Da schlackern mir ordentlich die Ohren, wenn ich den beiden zuhöre. Anfangs hat mich dieser Dialog zusätzlich runtergezogen. Doch ich arbeite stark an meinem MS-Mindset und kann heute recht gut den vielseitigen Bedürfnissen meines inneren Teams gerecht werden. Mal weise ich den einen, mal den anderen in seine Schranken.

Eins muss ich ganz klar schreiben: Zu überstehen sind meine Dämonentage nur mit vielen Pausen. Und die nehme ich mir inzwischen. Es dauerte, bis ich das gelernt hatte: mir gönnen können. Ich unterlag oft genug dem Irrtum, ich müsste nur wollen, dann würde ich laufen. Heute bin ich so weit, dass ich die Pause will. Ich lege mich dann aufs Sofa und lese, date meine Social-Media-Accounts up oder schlafe.

Mit den Geburten unserer beiden Töchter wurde es für mich schwerer, Dämonentage zu händeln. Kinder stellen einem einfach das ganze Leben auf den Kopf: Wache ich heute auf und es ist nicht Montag oder Freitag, sondern Dämonentag, bin ich echt froh, die Mädchen unter der Woche vormittags in der Kita zu haben, mich, nachdem ich sie dorthin gebracht habe, in meinem Tempo zu bewegen und meine Kraft für den gemeinsamen Nachmittag mit ihnen aufzusparen. Während ich an guten Tagen für jeden Spaß zu haben und die Erste auf dem Klettergerüst oder der Rutsche bin, kann ich an Dämonentagen nur vom Rand der Sandkiste zuschauen, auf dem ich wie ein schwerer Sack Kartoffeln sitze. Mitunter wage ich mich auch gar nicht erst raus auf den Spielplatz. Denn die Mädchen auf ein Spielgerät hoch- oder von dort wieder runterzuheben, das tut richtig weh im Arm. Manchmal bin ich mir meines Arms und seiner Kraft auch nicht mehr ganz sicher. Und an solchen Tagen mache ich dann das, was andere Eltern im Notfall, und kranke Eltern sind nun mal ein Notfall, auch machen: Ich lege mich mitten im Zimmer der Mädchen auf den kuscheligen Teppich und gebe alles, um kein Spielverderber zu sein.

***

Nachdem mir die auf Seite 94 genannte Frage zum Tod gestellt worden war, setzte ich mich tagelang damit auseinander. Angst vor dem Tod hatte ich bis zu diesem Zeitpunkt nicht gespürt und spüre ich heute auch nicht. Meine größte Angst bislang war und ist, körperlich abzubauen, sodass ich nicht mehr wie heute am Leben teilhaben kann.

Mit dieser Angst lebe ich, sie in Schach zu halten, ist mein Kraftakt. Ich hege die starke Hoffnung, dass alles so bleibt, wie es ist. Darauf richte ich meine Energie, dafür stehe ich auf. Das wünsche ich mir insgeheim, wenn ich eine Wimper wegpuste, wenn ich eine Sternschnuppe sehe, wenn ich Geburtstag habe, wenn Weihnachten ist und es an Silvester um die Wünsche fürs neue Jahr geht.

Nun fragte ich mich natürlich, ob ich zu naiv gewesen sei. Ich stürzte mich auf alles, was ich im Internet an neuen Informationen zum Einfluss der Multiplen Sklerose auf die Lebenserwartung fand. Die einhellige Auskunft, die mir das Internet gab, lautete: Es könnte sein, dass mir die MS am Ende ein paar Jahre rauben würde. Ich wollte mehr Sicherheit, denn Todesangst ist ein Gefühl, das ich erst gar nicht in mein Leben lassen wollte. Also sprach ich bei meinem nächsten Halbjahrestermin mit meinem Arzt, Prof. Dr. Hemmer, darüber. Der hat mir dann ganz ordentlich auf die Finger gehauen, natürlich nur mit Worten: »Frau Kraft, Sie wissen es doch besser. Nicht alles, was Sie im Netz googeln, stimmt. Fragen Sie doch einfach mich!« Ich wusste, dass das nicht einfach nur so dahergesagt, sondern genau so gemeint war. Prof. Dr. Hemmer hatte mir wie allen seinen Patienten von Anfang an angeboten, ihn per Telefon oder E-Mail zu kontaktieren, wenn mir eine solch gewichtige Frage das Leben schwer machte. Er würde sie fix beantworten. Der Neurologe sagte mir klipp und klar, dass es bislang keine Bestätigung dafür gibt, dass die MS das Leben verkürzt.

Zwei Wochen lang war der Tod mein Thema. Ich grübelte und grübelte. War ich zu leichtsinnig, zu naiv gewesen, mit meiner MS eine Familie zu gründen? Sollte ich mich um die Barrierefreiheit unseres Hauses kümmern? Dass ich mich von dieser Interviewfrage hatte so verunsichern lassen, ärgerte mich. Doch gut, jetzt war das Thema auf dem Tisch und ich musste mich damit beschäftigen. Zum Glück trug ich diese Last nicht allein. Als ich Wolff mit dem mich zermürbenden Mix aus Sorgen und Ängsten konfrontierte, blieb er ganz ruhig und half mir, meine Gedanken zu sortieren und die Sorgen und Ängste zu relativieren: »Anna, der Tod kann dich jeden Tag erwischen, ob du nun MS hast oder nicht. Du kannst auch morgen auf dem Weg zur Kita von einem Autofahrer übersehen und schwer verletzt oder gar getötet werden.«

Die verbindliche Auskunft meines Arztes und auch das Gespräch mit Wolff erdeten mich. Sie rückten meine Welt wieder gerade und ich fühlte mich gefestigt. Ich mache mir da aber nichts vor: Ich rechne damit, solche Phasen wieder zu erleben. Doch ich habe mir ganz fest vorgenommen, Google und Co. dann links liegen zu lassen und gleich verlässliche Quellen anzuzapfen. Das wird mir mit Sicherheit das eine oder andere graue Haar ersparen.

Was diese Episode mir erneut bestätigt hat: Es zählt der Moment. Was gestern war, kann ich nicht mehr ändern. Was morgen kommt, weiß ich noch nicht. Diese Ungewissheit, wann der nächste Dämonentag oder Schub kommt – das eine lässt sich vom anderen nicht immer so klar abgrenzen und ich nehme es, zugegebenermaßen, auch nicht immer so genau, gleichwohl es den ärztlichen Rat gibt, wenn die schlechte Phase länger als einen Tag anhält, zum Neurologen zu gehen –, belastet mich schon. Doch ich halte ihr meine Gewissheit wie einen Schild entgegen, dass auf meine Familie Verlass ist. Sie wird mich selbst im Worst Case lieben und im Rollstuhl durch die Gegend schieben.

Mein MS-Netzwerk

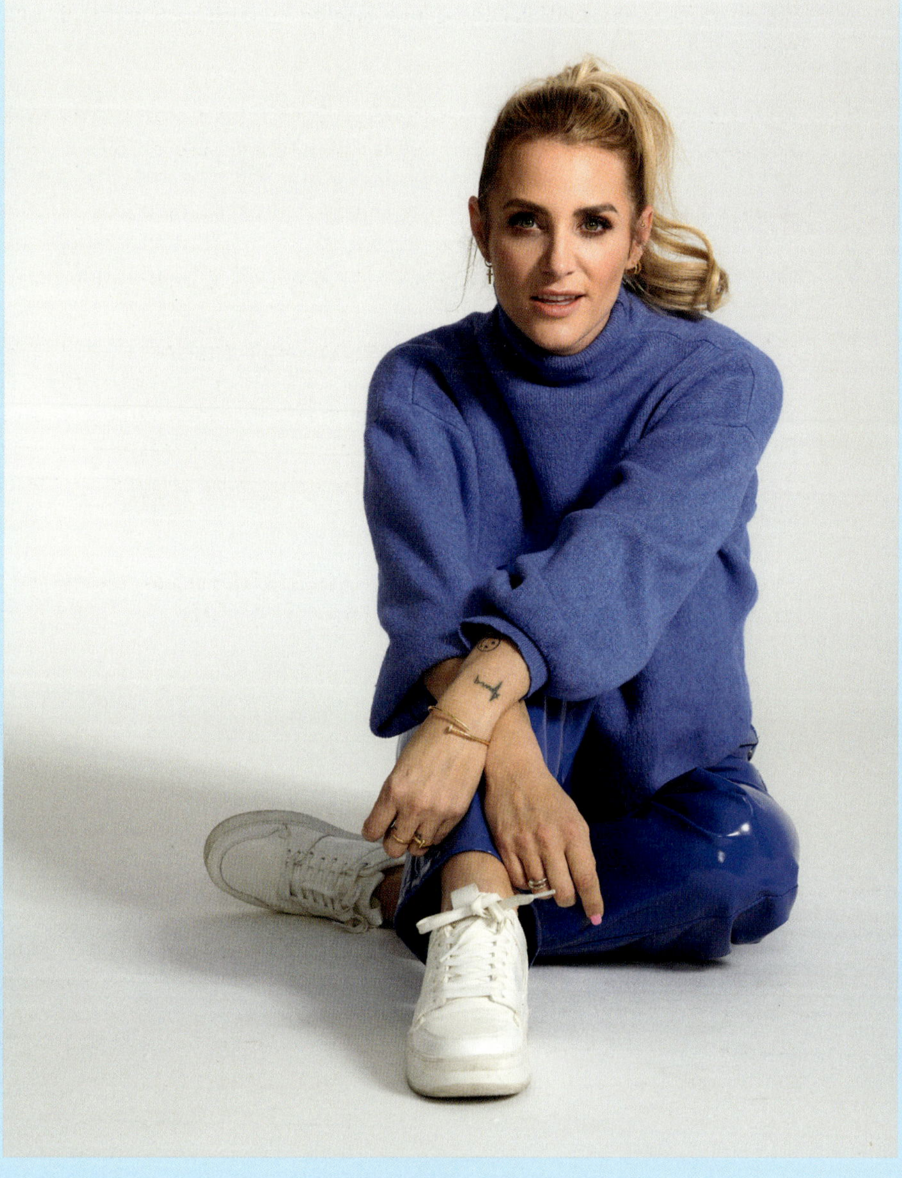

Als ich meine Diagnose bekam, war die Multiple Sklerose eine vollkommen Fremde für mich. Ich kannte in meinem alltäglichen Umfeld niemanden persönlich, der an der Erkrankung litt. Mit jedem Gespräch, das ich mit den mich betreuenden Ärzten und Therapeuten, allen voran Prof. Dr. Hemmer, und mit anderen Betroffenen führte, die ich im Zuge meiner Behandlung traf, machte ich mich nach und nach mit der MS bekannt.

Ich hätte mit Sicherheit gerade in der ersten Zeit nach der Diagnose die Möglichkeit sehr geschätzt, mich mit jemandem vertrauensvoll auszutauschen, der

➔ erstens die MS von meiner Seite (Patientenseite) aus erlebt und

➔ zweitens bereits die eine oder andere MS-Erfahrung gemacht gehabt hätte.

Solchen Austausch finden Betroffene häufig in Selbsthilfegruppen für MS. Diese sind beispielsweise unter dem Dach vom Deutsche Multiple Sklerose Gesellschaft (DMSG) Bundesverband e. V. und dessen Landesverbänden auf Landesebene organisiert. Deutschlandweit finden sich MS-Selbsthilfegruppen in nahezu allen Großstädten und größeren Städten. Auch die Initiative Selbsthilfe Multiple Sklerose Kranker e. V. schreibt das Thema Selbsthilfe groß.

Mit meiner Entscheidung, meine MS-Diagnose nicht öffentlich zu machen, fiel die Teilhabe an einer MS-Selbsthilfegruppe allerdings für mich flach.

Ich bin MS-Patin im Paten-Programm Team MS für Multiple Sklerose Patienten

Als mich Prof. Dr. Hemmer im vergangenen Jahr fragte, ob ich im Rahmen des neuen Paten-Programms Team MS für Multiple Sklerose Patienten am Klinikum rechts der Isar der Technischen Universität München MS-Patin werden möchte, sagte ich gerne zu. Als MS-Patin wurde ich kurz darauf einer jungen Frau an die Seite gestellt, die gerade ihre MS-Diagnose erhalten hatte. Unsere Patenschaft fußt auf Vertrauen und fokussiert darauf, dass die mir anvertraute MS-Patientin über mich unkompliziert an Informationen rund um ihre MS kommt, zum Beispiel an Antworten auf sie bewegende Fragen und praktische Tipps zum Umgang mit der MS im Alltag.

Der Austausch zwischen mir und meiner MS-Patientin im Rahmen unserer Patenschaft ist spürbar individueller als in einer Selbsthilfegruppe. Insofern kann die Teilnahme an einem solchen Patenprogramm eine gute Ergänzung zu Selbsthilfegruppen sein.

Ich habe eine Patin

Mein Glück war, dass ich über meine eigene Aktivität als MS-Patin auch eine MS-Patin für mich gefunden habe: Nadja Birkenbach, die Gründerin des Paten-Programms Team MS. Wir haben uns beim ersten Telefonat sehr gut verstanden und stehen seitdem in regem Kontakt. Ich habe bereits das eine oder andere Mal Nadjas Nummer gewählt, um Antwort auf eine spezielle Frage zu bekommen. Nadja hat mir einige Lebensjahre voraus und der Austausch mit ihr bereichert mein Leben. Und weil ich finde, dass Nadjas Idee das Zeug dazu hat, auch das Leben vieler anderer MS-Patienten zu verbessern, habe ich Nadja gebeten, ihr Patenprogramm hier kurz persönlich vorzustellen. Ihr gutes Beispiel soll schließlich Schule machen!

Anna: Nadja, wie bist du auf die Idee gekommen, ein Patenprogramm für MS Erkrankte ins Leben zu rufen?

Nadja Birkenbach: *Die Idee kam mir eines Morgens, es war noch vor fünf Uhr, als ich unter der Dusche stand. Wobei ich etwas weiter ausholen muss, denn das Ganze hatte eine Vorgeschichte:*

Ich wurde einige Wochen zuvor, nach einem Besuch im MS-Zentrum, von einer jungen Frau angesprochen. Mitten auf der Straße hatte sie mich damals gefragt, ob es sein könne, dass sie mich gerade im MS-Zentrum gesehen hätte und ob ich auch MS hätte. Noch bevor ich darauf hatte antworten können, schloss sie aus meinem Ansatz zum Nicken schon, dass sie richtiggelegen hatte, und redete drauflos: Sie hätte ihre Diagnose erst vor Kurzem erhalten und sei so extrem verunsichert. Und verängstigt. Nahezu hysterisch. Und sie hätte so viele Fragen. Und kaum Antworten. Ob sie mir die Fragen vielleicht stellen dürfte. Ich sei doch sicher schon MS-erfahren. Nicht alle, nur eine oder zwei. Auch hier wartete sie meine wohlwollende Antwort gar nicht erst ab, sondern ließ raus, was ihr auf der Seele brannte. Und dort brannte so einiges. Lichterloh. Und ich erkannte mich in diesem Moment so wieder …

Ich fühlte einerseits so sehr mit der jungen Frau mit, dass ich Gänsehaut bekam, als sie mir schilderte, wie schwer es ihr fiele, mit der Ungewissheit, die die MS mit sich brachte, mit den Reaktionen des engen Umfeldes und natürlich mit den Symptomen der Erkrankung klarzukommen. Andererseits machte es mich traurig, dass diese Frau, sieben Jahre nach meiner Diagnose, dasselbe erlebte wie ich damals, als ich im Jahr 2015 meine eigene Diagnose bekam.

Während ich von meinen Ärzten rund um Prof. Dr. Hemmer mit der MS-Diagnose auch viel Zuversicht und Hoffnung mit auf den Weg in mein Leben mit MS bekam, stieß ich in meinem Alltag auf Vorurteile, Mythen und Annahmen zur Multiplen Sklerose, die oft veraltet waren. Jeder, wirklich jeder, den ich mit meiner Erkrankung konfrontierte, sah mich mitleidig an … und stellte sich mich im Rollstuhl vor. Bis heute erlebe ich, wie die Menschen in meinem Umfeld immer wieder ungefiltert rauslassen, was ihnen zu MS einfällt, wenn sie mit mir sprechen. Und das ist oft nicht richtig, was sie wissen. Das auf ihrem Unwissen basierende Bild von MS, das sie mir ins Gesicht schleudern, ist so niederschmetternd, so hoffnungslos, so aussichtslos … Und das ist ja noch längst nicht alles. Auch die Literatur, die es gibt, malt einem MS-Patienten die Zukunft mehr als düster aus. Nur ein Beispiel: Zu meinem ersten Weihnachten mit MS schenkte mir meine Schwiegermutter ein Buch über die richtige Ernährung bei MS. Da ging es gleich darum, was einem noch zu essen blieb, wenn man Schluckbeschwerden hat. Ich war auf das Buch richtig sauer und auf das fehlende Einfühlungsvermögen meiner Schwiegermutter auch …

Wenn ich die junge Frau vor mir hörte, hatte sich während der sieben Jahre, die seit meiner eigenen Diagnose vergangen waren, noch nicht allzu viel geändert. Ihr erging es heute wie mir einst. In mir kam der Wunsch hoch, selbst aktiv zu werden und eine Veränderung in Gang zu setzen.

Ich stand etwa 20 Minuten mit der jungen Frau zusammen, die mir immer unglücklicher und verzweifelter schien, und gab mein Bestes, um ihr Zuversicht zu spenden. Wäre das Wetter besser gewesen, hätten wir sicher länger dagestanden. Ich sah, wie es sie förmlich zerriss: Sie wollte noch so viele Antworten von mir, doch zugleich gebot es ihr die Höflichkeit, mich endlich gehen zu lassen. Ich verließ sie mit einem zwiespältigen Gefühl. Während ich auf der einen Seite eine tiefe Erschöpfung merkte – meine Batterien waren nach diesem emotionalen Austausch komplett leer –, machte sich auf der anderen Seite Zufriedenheit in mir breit. Vielleicht hatte es ja gereicht, vielleicht hatte ich der jungen MS-Patientin ja ein Fünkchen Hoffnung mitgeben können. Die Begegnung mit ihr hallte noch lange in mir nach. Ich weiß nicht mal, wie sie heißt …

Und dann schoss es mir Wochen später frühmorgens unter der Dusche durch den Kopf: Hätte diese junge Frau eine MS-Patin an der Seite, die ihr insbesondere in der Anfangsphase ihres Lebens mit MS zur Seite steht, ihre Fragen beantwortet, ihr Orientierung und praktische Lebenshilfe zum Bewältigen des Alltags gibt, wäre ganz sicher vieles leichter.

In den folgenden Tagen dachte ich meine Idee weiter. Außerdem rief ich das Sekretariat von Prof. Dr. Hemmer an und fühlte dort vor, wie meine Idee ankommt. Ich stieß auf Zustimmung. Also entwickelte ich ein konkretes Konzept. Mit meiner beruflichen Marketing-Erfahrung fiel mir das nicht schwer. Ich wollte ein Patenprogramm, das alles, was die Klinik nicht abdeckt, umfasst. Mein alljährlicher Weihnachtsgruß an den Professor und sein MS-Ärzteteam in der Klinik wurde deutlich länger als die Jahre zuvor: Ich skizzierte auf der Weihnachtskarte meine Idee und bat den Professor um sein Feedback. Das bekam ich zu Jahresbeginn: Er fand meine Idee »sensationell« und bat mich, ihn zu treffen, um sie in die Tat umzusetzen. Wenige Wochen später zurrten wir bei einem Treffen die Rahmenbedingungen fest, die ein solches Patenprogramm braucht.

Mich hat Prof. Dr. Hemmer über das Patenprogramm informiert. Und dann habe ich dich auf dem MS-Infotag auf der Bühne erlebt, den die Klinik und Poliklinik für Neurologie des Klinikums rechts der Isar an der Technischen Universität München regelmäßig veranstaltet. Da hast du dein Programm vorgestellt …

Ja. Ich war so aufgeregt. Ich habe lange überlegt, wie ich das Publikum am besten abhole … Und dann habe ich einfach die Hosen runtergelassen und berichtet, wie ich den Tag der Diagnose erlebt hatte. Ich konnte damals kaum gehen und schlecht sehen. Ich hatte immer dieses Doppelbild vor Augen … Eine Freundin brachte mich in die Klinik. Ich wollte auch nichts schönreden: Ich hatte keine Ahnung, wie meine MS verlaufen wird – das weiß keiner. Aber ich wollte signalisieren, dass ich gekämpft habe, immer noch kämpfe … Ich pack mein Leben an … mind over body (auf Deutsch: Geist über Körper).

Du hast mir mit deiner Geschichte eine Gänsehaut beschert. Und sie ging auch denen nahe, die um mich herum saßen. Viele nickten immer wieder, hier und da wischte sich jemand eine Träne von der Wange. Eine junge Frau fragte mich flüsternd, ob ich wüsste, wer du seist.

Ich spürte auf der Bühne zunächst nicht, dass ich die Zuhörer so sehr bewegte. Das ging mir auf, als die ersten sich zu Wort meldeten und mich anschließend auch noch mehrere Menschen direkt ansprachen oder mir schrieben, wie gut sie meine Idee fanden, ein solches MS-Patenprogramm auf die Beine zu stellen. Und natürlich die Reak-

tion vom Professor ... Der ist ja immer sehr sachlich und nüchtern unterwegs. Als er das Mikro wieder übernahm und sagte, dass er und seine Kollegen einen Großteil dieser MS-Erlebniswelt eben nicht erleben würden und zwischen der klinischen Versorgung und der alltäglichen Versorgung doch noch eine gewaltige Lücke klaffen würde, da spürte ich: Ich bin auf dem richtigen Weg.

Wie lief das Patenprogramm an?

Ich brachte gemeinsam mit dem Team der Neurologischen Klinik frisch diagnostizierte MS-Patienten auf Wunsch mit MS-Paten zusammen. Stimmte die Chemie nach einem ersten Beschnuppern, sprachen Pate und MS-Patient ab, in welcher Form sie künftig in Austausch treten wollen. Das klappte bislang sehr gut.

Das kann ich nur bestätigen – und zwar in beide Richtungen: Sowohl mit dir als meine MS-Patin als auch mit einer eigenen MS-Patientin bin ich inzwischen gut in Kontakt. Der Austausch mit euch beiden gibt mir enorm viel. Nadja, erklär doch bitte, wie Interessierte im Rahmen deines Programms MS-Pate werden oder sich um einen MS-Paten bemühen können ...

Interessierte können bei einem Besuch in der neuroimmunologischen Ambulanz und/oder Klinik und Poliklinik für Neurologie jeden dort Arbeitenden daraufhin ansprechen. Auch eine E-Mail an die Adresse ms-patenprogramm.nl@mri.tum.de ist möglich. Auf der Internetseite der Neurologischen Klinik ist unser Info-Flyer als achtseitiges PDF-Dokument zu finden.[6] Das kann man sich herunterladen. Es enthält die Kontaktdaten und ein Anmeldeformular. Die Anmeldung funktioniert zudem direkt online.[7]

Welche Pläne hast du für dein Paten-Programm Team MS, liebe Nadja?

Ich merke, dass ich sehr dafür brenne. Das Feedback aller Beteiligten ist durchweg positiv. Ich erlebe die MSler als außerordentlich empathisch. Ich spüre bei vielen – und da schließe ich mich ein – einen großen Ehrgeiz, das Leben mit MS anzupacken und bestmöglich zu gestalten. Das bestärkt mich sehr – am liebsten würde ich das Patenprogramm auf ganz Deutschland ausweiten. Es könnte so viel bei so vielen Menschen bewirken, da bin ich mir ganz sicher! Ich stecke schon heute viel Energie ins Programm und kann mir durchaus vorstellen, aus dem heute noch Ehrenamt künftig einen Job zu machen. Denn wir planen, die Paten auch zielgerichtet zu unterstützen, indem wir sie mit dem nötigen aktuellen Wissen rund um die MS versorgen, sie darin schulen, ihrer Aufgabe als Pate bestmöglich gerecht zu werden und den teils sehr emotionalen Austausch mit ihren MS-Patienten souverän zu gestalten.

Was euch eine MS-Patenschaft bringt

Nadja Birkenbach hat mir freundlicherweise einige Rückmeldungen von Teilnehmern am Paten-Programm Team MS zur Verfügung gestellt. Erfahrt hier aus erster Hand von MS-Paten und Betroffenen, was euch ein solcher Austausch mit einem MS-Paten bringen kann!

M. W. schrieb nach Nadjas Präsentation an Nadja folgende Nachricht:

»Ich durfte soeben bei der MS-Infoveranstaltung online teilnehmen und Ihrem fantastischen Vortrag lauschen! Sie haben mit Ihren Worten mein Herz tief berührt, denn auch ich habe kürzlich die lebensverändernde Diagnose erhalten und weiß gerade noch gar nicht, was das für mich heißt. Alles hat sich für mich geändert und doch auch wieder gar nichts … Ich bin im Alltag sehr oft sehr verunsichert, auch gerade wegen der Reaktionen meiner Mitmenschen auf meine Erkrankung. Und nun sah ich gerade Ihren Vortrag und die Tränen flossen nur so, aber vor Glück! Endlich tut sich ein Hoffnungsschimmer für mich auf. Es wäre mir ein Herzenswunsch, an Ihrem Paten-Programm teilzunehmen zu dürfen!«

Auch S. W. wandte sich direkt nach der Veranstaltung per E-Mail an Nadja. Sie schrieb:

»Ich habe im Rahmen der Vortragsreihe heute am Klinikum rechts der Isar von der Patenschaft gehört und interessiere mich sehr dafür! Ich finde es eine super Idee und möchte gerne mitmachen! Ihr Vortrag hat mich so berührt, dass ich wirklich mit den Tränen gekämpft habe. So wie Sie das geschildert haben, exakt so habe ich mich auch gefühlt, als ich die Diagnose bekommen habe. Mein erster Impuls war damals, die Frau eines Freundes zu kontaktieren, von der ich wusste, dass sie auch MS hat. Sie kam auch direkt ins Krankenhaus und hat meine ersten Fragen beantwortet, was mich schon etwas beruhigt hat. Es ist einfach eine andere Ebene, wenn man mit einem Betroffenen spricht, als mit Freunden, Familie oder einem Arzt. Ich habe inzwischen selbst schon drei bis vier Bekannte nach ihrer ersten Diagnose mit Telefonaten oder persönlichen Gesprächen unterstützt. Einfach weil ich weiß, was für eine wichtige Sache das ist.«

Und eine Bewerberin als Patin, die ungenannt bleiben möchte, sandte dieses Feedback:

»Ich habe im Rahmen der Vortragsreihe heute am Klinikum rechts der Isar von der Patenschaft gehört und interessiere mich sehr dafür! Ich finde es eine super Idee und möchte gerne mitmachen!«

***

Ich möchte an dieser Stelle unbedingt auch Prof. Dr. Hemmer zu Wort kommen lassen, der das Paten-Programm Team MS gemeinsam mit Kollegen von Anfang an unterstützt. Lest selbst, warum er das tut und was das Patenprogramm aus seiner Sicht als MS-Experte für Betroffene tun kann!

Prof. Dr. Hemmer berichtete mir, dass ihm aus seiner Praxis sehr stark auffalle, dass neu diagnostizierte Patienten sich sehr schwer mit der Diagnose MS täten – und das, obwohl …

➔ es ihnen klinisch eigentlich (wieder) gut gehe,

➔ sie sich von ihrem ersten Schub gut erholt hätten,

➔ sie inzwischen gut zu MS allgemein und ihrer MS im Besonderen informiert seien,

➔ sie schon viele Weichen für ihr neues alltägliches Leben mit MS gestellt hätten,

➔ sie zumeist eine recht gute Prognose hätten.

Trotz dieser positiven Entwicklung schwebe die Diagnose MS wie ein Damoklesschwert über den Häuptern der Betroffenen, sie verbänden die Krankheit mit Behinderung, Rollstuhl und Pflegebedürftigkeit. Prof. Dr. Hemmer macht dafür unter anderem das Stigma verantwortlich, das der MS noch immer anhafte. Er verweist auf die weitverbreitete Annahme in der Bevölkerung, dass jemand mit MS behindert sei und im Rollstuhl sitze beziehungsweise dort früher oder später unweigerlich lande.

Der Arzt beobachte, dass diese verbreiteten Annahmen zur MS den Betroffenen gerade in den ersten Jahren mit ihrer chronischen Erkrankung das Leben sehr erschwerten. Sie stießen im Alltag immer wieder auf diese Annahmen, bei Familienangehörigen, Freunden, Kollegen, Bekannten. Teils würden sie auch in ihren eigenen Köpfen hängen. Die stete Konfrontation damit, im Außen wie im Inneren, führe dazu, dass sich die Betroffenen selbst im Weg stünden, wenn es darum gehe, ihre MS-Diagnose zu akzeptieren. Hinsichtlich ihrer Lebensqualität schränke der alltägliche Kampf mit der Diagnose die Betroffenen gerade in der Anfangsphase nach Bekanntwerden ihrer Erkrankung oft stärker ein als die Krankheit selbst.

Es sei laut Prof. Dr. Hemmer von Vorteil, dass das Paten-Programm Team MS genau an diesem Punkt ansetze, um Veränderungen zu bewirken. So gebe es aus seiner Sicht selbst dann, wenn er und Kollegen im regelmäßigen Gespräch mit den Patienten seien und dabei ein konkretes Thema ansprechen würden, immer Fragen dazu, die die Patienten ihrem Arzt aus vielerlei Gründen nicht stellen würden. Hinzu käme, dass die behandelnden Ärzte als Ansprechpartner nicht allzeit greifbar seien. Mit dem Paten-Programm bekäme ein teilnehmender, neu diagnostizierter MS-Patient die Chance, auf einen Mitbetroffenen zu treffen, der mit der Erkrankung gegebenenfalls schon länger zu tun habe. Von ihm könne er erfahren, wie dieser mit den teils sehr ähnlichen Herausforderungen, vor die einen die MS stelle, umgegangen sei beziehungsweise umgehe. Ein Austausch zwischen dem MS-Paten, der inzwischen gelernt habe, wie er normal mit der MS leben könne, und dem MS-Neupatienten sei extrem hilfreich. Der Pate habe schließlich bereits an genau den Punkten, an denen der Neupatient aktuell stünde, bereits gestanden.

Damit decke das Paten-Programm laut Prof. Dr. Hemmer einen Bereich ab, den die behandelnden Ärzte nicht oder nur unzureichend abdecken könnten. Schließlich seien sie selbst nicht von der MS betroffen. Die MS-Paten, die in den Austausch mit »ihren« MS-Patienten träten, könnten dem Arzt zufolge erheblich dazu beitragen, dass die Neupatienten leichter durch die ersten Jahre mit MS kämen und den Rollstuhl, so sagte er mir voller Hoffnung, aus ihren Köpfen verbannen könnten.

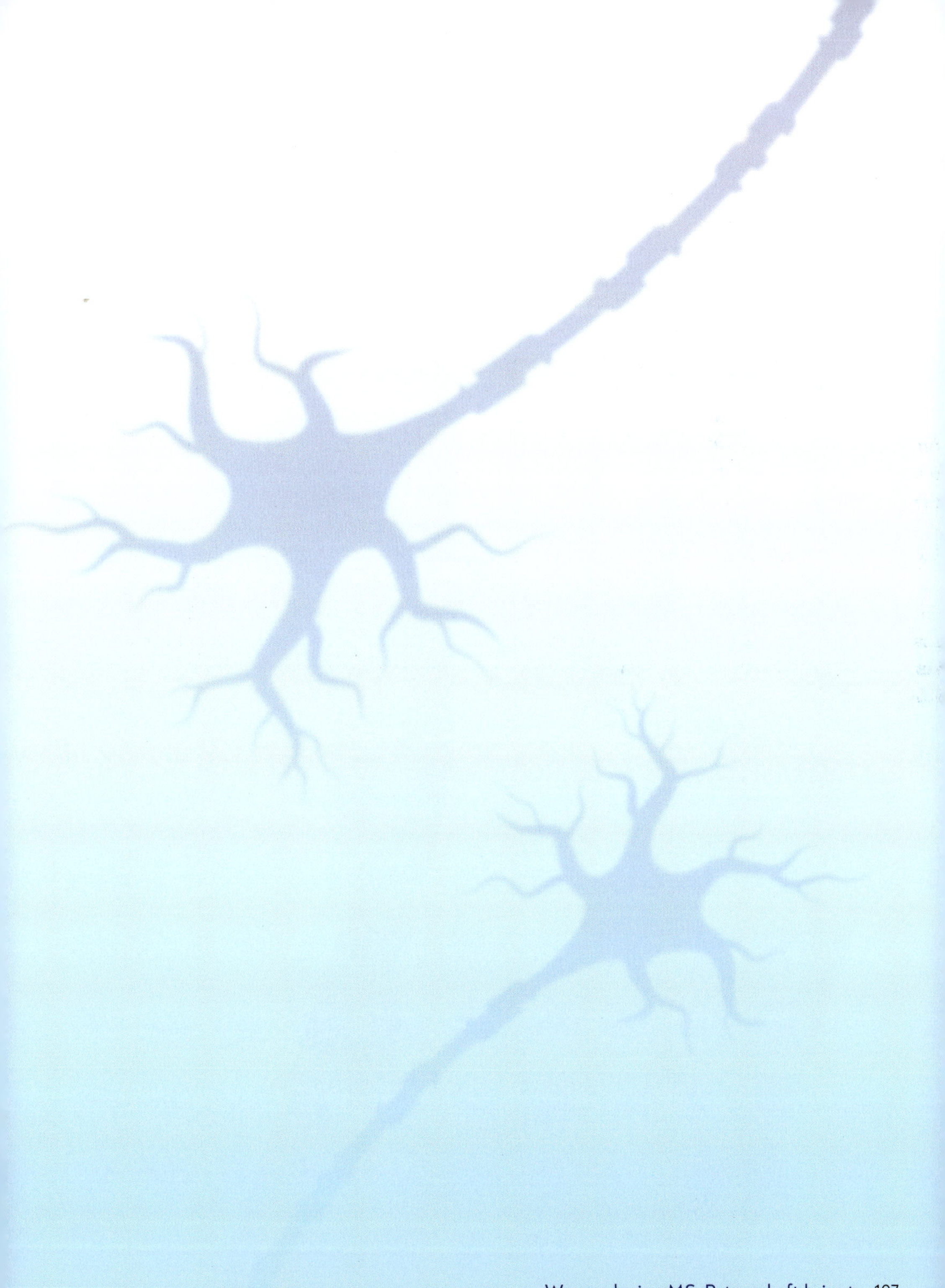

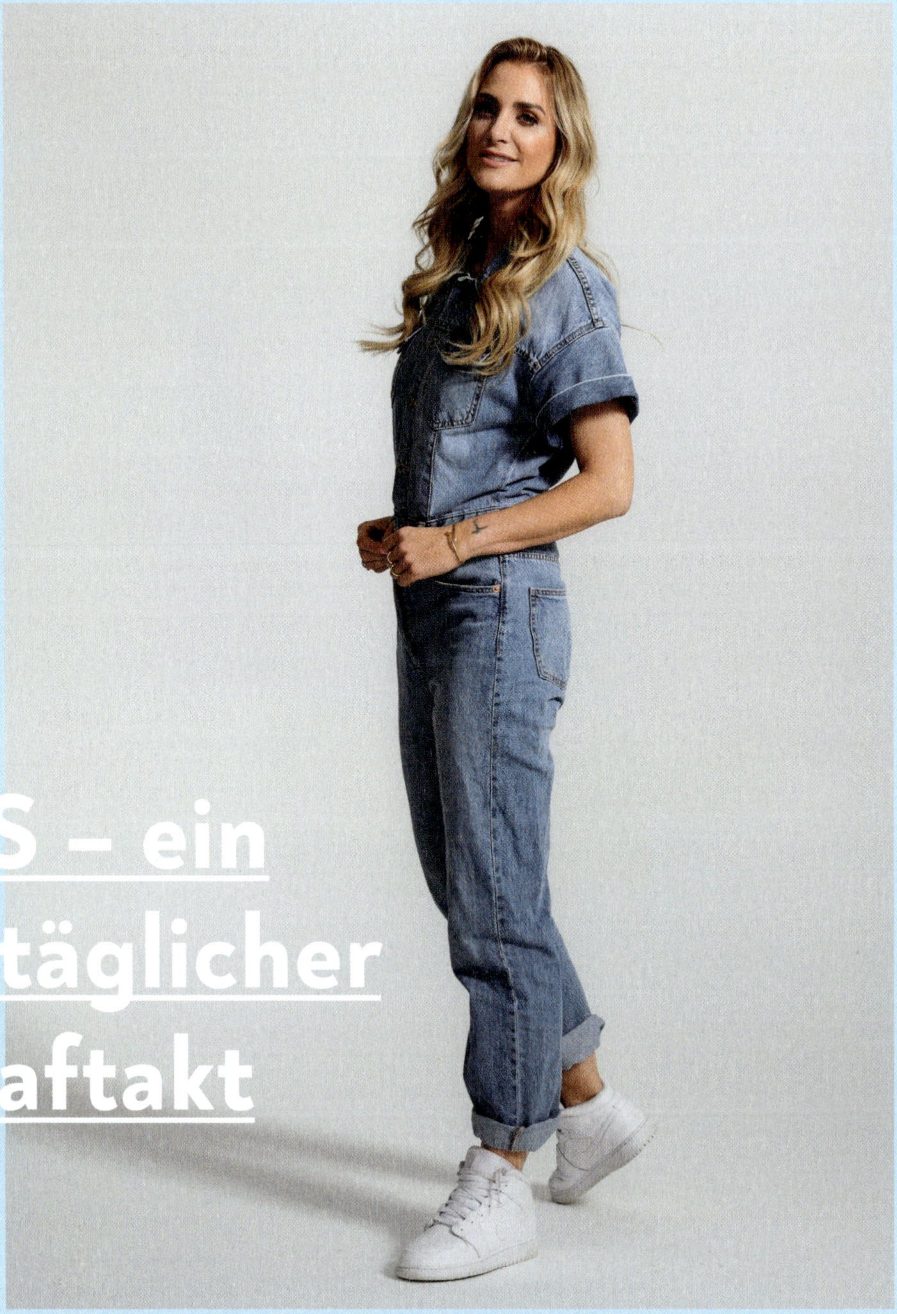

MS – ein alltäglicher Kraftakt

Ich habe dieses Buch und auch dieses letzte Kapitel Kraftakt genannt, weil ich euch im Folgenden schildern möchte, wie es mir als chronisch Kranke inzwischen gelingt, die Kraft aufzubringen, den Alltag mit meiner MS zu bewältigen. Ihr werdet lesen, dass mir das in manchen Situationen schon recht gut gelingt, während es in anderen ein echter Kraftakt ist.

Alltag mit MS – immer im Gleichgewicht zwischen Aktivität und Pause

Wenn mich meine Krankheit bislang eins gelehrt hat, dann ist es das: Multiple Sklerose ist kein Sprint, sondern ein Marathon.

Als ehemalige Leichtathletin weiß ich genau, wovon ich hier schreibe. Wie kaum ein anderer Leistungssport hat die Leichtathletik das »schneller, höher und weiter« in menschliche Maßzahlen übersetzt. Beim Sprint rannte ich früher so schnell ich konnte, um auf der mit 100 Metern kurzen Strecke in kürzester Zeit ins Ziel zu kommen. Mein Leben mit MS kann ich nicht wie eine Kurzstrecke zurücklegen, so mit Ziellinie anpeilen und drauflosläufen. Es liegt eher wie eine Marathonstrecke vor mir, kombiniert mit Hürdenlauf. Die Ziellinie ist von der Startlinie aus nicht sichtbar, ebenso wenig die Hürden, die mich unterwegs auf der Strecke erwarten. Und wenn ich schon dieses Gleichnis aus meiner Sportwelt bemühe, dann kann ich es auch noch etwas vertiefen: Der große Unterschied zwischen dem Laufen einer Kurzstrecke und einer Marathonstrecke ist, dass ich beim Sprinten sehr große, also lange, Schritte gemacht habe. Die Schrittlänge von Profisprintern liegt immerhin bei gut zwei Metern. Professionelle Marathonläufer machen dagegen nur gut anderthalb Meter »kurze« Schritte. Wobei das, gemessen am Durchschnittserwachsenen, noch immer das Doppelte dessen, ist, was wir im Alltag an Strecke machen. Und noch eins ist bei Sprintern anders als bei den Marathoni: Wir rennen, rennen, rennen, während die Läufer beim Marathon ihr Lauftempo durchaus variieren, um nicht vor Erschöpfung auf der Strecke zu bleiben.

Und das ist es. Mein MS-Learning: Ich mache jetzt kleinere Schritte. Und ich nehme mein Leben nicht mehr im Spurt. Stattdessen mache ich langsam, nehme Tempo raus. Ich entscheide mich bewusst für weniger Taktschläge.

Für einen Machertyp wie mich ist das nicht ganz so einfach, wie es klingt. Ich liebe es, viel um die Ohren zu haben. Dabei laufe ich zu Höchstform auf. Jetzt muss ich mein

Leben quasi downgraden. Ich meine, ich hatte früher schon ein schlechtes Gewissen, wenn ich mal eine halbe Stunde Leerlauf hatte und mal am Handy hing.

Jahrelang hatte ich mir antrainiert, mich immer weiter zu pushen, auch wenn's mal wehtat – ich konnte mir ausrechnen, was mich erwartete, wenn ich um der Bestzeit willen zu weit ging: Muskelkater, eine Zerrung. Na und?! Das verging wieder. Und jetzt? Jetzt lässt mich die MS im Ungewissen: Weder weiß ich, wann sie aus ihrem Gästezimmer rauskommt, noch womit sie mir dann aufwartet.

Für mich war und ist das eine der großen Herausforderungen, vor die mich die MS immer wieder stellt: vorausschauend zu handeln, ohne vorausschauen zu können.

Ich nehme mein Alltagsleben deshalb heute viel überlegter als früher in die Hand. Ich plane berufliche wie private Termine möglichst mit Luft dazwischen und rechtzeitig im Voraus. Ich schätze von vornherein schon ab, wie mein Körper eine Anstrengung hinnehmen wird, und baue einen Puffer ein, falls ich mich dabei verschätze. Das ist nämlich das Fiese an der MS: Immer wieder erlebe ich, dass ich mich mit ihr ordentlich unter- oder überschätze. Gehe ich an eine Sache besonders vorsichtig ran, erstaunt mich mein Körper damit, wie gut er sie dann doch wegsteckt. Setze ich beim nächsten Mal deshalb auf ihn, lässt er mich jedoch kläglich im Stich. Seiner sicher sein kann ich mir also nicht.

Ich achte daher inzwischen sehr darauf, Aktivität und Pause im für mich gesunden Gleichgewicht zu halten.

Wozu ich anmerken muss, dass es bei mir nicht nur um den passenden Ausgleich zwischen meiner Arbeit als Sportjournalistin und meinem Leben als Partnerin, Mutter, Tochter, Schwester und Freundin geht. Denn auf beiden Seiten der Waage, Beruf und Privatleben, beschwert die MS die Waagschalen. Sie bringt inzwischen sogar so viel Eigengewicht auf die Waage, dass ich sie als zweiten Vollzeitjob bezeichnen würde – wenn auch einen, um den ich mich nie beworben hatte und für den ich nicht ausgebildet war.

Das geht so weit, dass ich schon dann bewusst pausiere, zum Beispiel für ein, zwei Stunden mit einem Buch auf dem Sofa, wenn ich mich noch recht fit fühle. Früher hätte ich in dieser Situation einfach weitergemacht, bis der Akku leer ist. Heute lasse ich ihn besser gar nicht erst leer werden. Denn ein leerer Akku heißt: Die MS hat ein leichteres Spiel mit mir. Und ich gebe mich ungern geschlagen. Und so kommt es vor, dass ich heute, als Anna mit MS, mittags auch mal einen Powernap mache – ein absolutes Unding für die einstige Anna ohne MS. Wobei das an Wochentagen, wenn die Mädchen bis zum frühen Nachmittag in der Kita sind, deutlich leichter zu machen ist als am Wochenende.

Folgende Sätze sind mir inzwischen echte Mantras geworden, ich sage sie mir immer, wenn eine Auszeit fällig ist und meine innere vom Leistungssport getrimmte Anna mir sagt: Los, beweg dich!

➔ Ich muss nicht alles an einem Tag schaffen.

➔ Ich kann nichts daran ändern.

➔ Es ist gerade gut.

➔ Ich bin nicht faul.

➔ Ich bin okay.

Hilfe annehmen

Ganz wichtig ist mir an dieser Stelle, euch von einer chronischen Erkrankung Betroffene zu ermutigen, euch Hilfe zu holen, wenn ihr sie braucht.

Praktische Alltagshilfe

Das kann dann der Fall sein, wenn euch der Alltag mit eurer Krankheit zu viel abverlangt. Das Hilfeholen oder Annehmen von Hilfsangeboten ist schwer – ich weiß das nur zu gut. Ich habe lange versucht, alles allein zu meistern: Job, Haushalt, Familie. Doch daran scheitern selbst gesunde Menschen, wie sollen wir chronisch Kranke das dann schaffen? Ich habe inzwischen gelernt: Eine chronische Krankheit ist keine Challenge, die ich annehme, weil ich es mir beweisen will. Ich möchte nicht, dass die Krankheit mich bestimmt. Mich schlimmstenfalls verändert in jemanden, die ich nicht sein will. Und so genieße ich es nach anfänglicher Schwierigkeit, im Alltag auch mal Hilfe, die mir angeboten wird, anzunehmen oder – und das ist mir noch viel schwerer gefallen – von mir aus darum zu bitten. Und ich habe mir eine gewisse »Betriebsblindheit« zugelegt: In den ersten Jahren mit meiner MS habe ich die Bügelwäsche erledigt, die Küche durchgefeudelt und gekocht, wenn sich Besuch ankündigte. Ich strahlte ein aufgesetztes »Ich habe alles im Griff!« aus und erfreute mich daran, dass alles blitzte wie in einem Hotel. Ich wollte niemanden sehen lassen, welche Anstrengung hinter dem Glanz steckte. Heute nehme ich Besuch deutlich gelassener in Empfang. Und auch im Alltag mit der Familie lasse ich Krümel schon mal getrost Krümel sein.

Psychologische Hilfe

Neben dieser praktischen Hilfe für Alltägliches denke ich hier aber auch an die mitunter nötige professionelle Hilfe für unsere an MS miterkrankte Seele. Denn sie wird von der chronischen Erkrankung ebenso durchgerüttelt wie unser Körper und braucht wie dieser Mittel und Wege, um damit klarzukommen. Wohl dem von uns Betroffenen, der sich der Krankheitsbewältigung allein – oder zusammen mit den Menschen in seinem Umfeld – stellt und dem genau diese gut gelingt. Doch die MS ist kein zu unterschätzender Mitbewohner. Verlassen können wir uns auf sie nicht. Wessen Seele den ersten Schub, die Diagnose und den Start der Therapie gut verkraftete, der erlebt vielleicht im weiteren Verlauf eine schmerzhafte seelische Krise wie andere schon viel früher.

Deshalb meine Botschaft: Wenn die MS eure Seele so sehr belastet, dass euch euer Alltag zu schwer wird, ihr euch wegen *ihr* und wegen *euch mit ihr* sorgt und ängstigt, wenn ihr Trübsal blast oder gar deprimiert werdet, dann holt euch bitte rasch psychologische Hilfe. Am besten sprecht ihr mit eurem MS-Arzt über euer zunehmendes Unwohlgefühl und die für euch daraus erwachsende Belastung. Er wird euch sicher eine bestenfalls auf chronische Krankheiten im Allgemeinen und Multiple Sklerose im Besonderen spezialisierte therapeutische Hilfe empfehlen können. Mit dieser an eurer Seite könnt ihr für euch und euren Alltag sinnvolle Strategien entwickeln, die euch beim Bewältigen eures Lebens mit MS helfen.

Scheut euch nicht davor, das seelische Unwohlsein gegenüber eurem MS-Arzt anzusprechen – nur weil eine psychologische und/oder psychotherapeutische Begleitung noch immer mit vielen Vorurteilen und Tabus behaftet ist. Eure Seelenlast kann euch überlasten und schlimmstenfalls zerbrechen. Lasst das nicht zu!

(K)ein Alltag mit Uhthoff

Mitunter bekommt die MS ordentlich Schub von außen: Wie viele Mitbetroffene, etwa vier von fünf, leide auch ich am sogenannten Uhthoff-Phänomen (auch Uhthoff-Syndrom genannt). Das zu erleben bedeutet, dass uns immer dann unsere MS-Symptome besonders schwer zu schaffen machen – entweder tauchen sie auf (schubfreie Zeit) oder sie verstärken sich (während eines Schubs) –, wenn wir schwitzen. Und ins Schwitzen bringt einen im Alltag ja so manches: das Wetter, körperliche Aktivitäten, Gefühle wie Angst, ein heißes Bad oder auch Krankheiten, die mit Fieber einhergehen. Unsere infolge der MS bereits vorgeschädigten Nerven liegen wegen ihrer Myelinschäden buchstäblich blank und werden von Hitze, sei sie nun wetterbedingt oder selbst gemacht, noch mehr gestresst: Wer als MS-Patient sowieso schon mit seiner Sehschärfe Probleme hat, der sieht nach körperlicher Anstrengung mitunter noch schlechter. Diesen Effekt beschrieb der Augenarzt Wilhelm Uhthoff (1853–1927) erstmals 1890 und gab ihm damit seinen Namen. Mittlerweile zählt man auch die Verschlechterung weiterer MS-Symptome zum Uhthoff-Phänomen: Auch eine Fatigue, also das Erschöpfungssyndrom, verschlimmert sich bei Wärme. Und Lähmungserscheinungen treten dann verstärkt auf. Gut zu wissen: Ein solches Verschlechtern der MS-Symptome ist in der Regel nur vorübergehend, setzt einem aber dennoch körperlich und seelisch zu.

Ich habe aus meinen Episoden mit dem Uhthoff-Phänomen gelernt: Mit meinem Wohnsitz in der Nähe von München muss ich als rheinländische Frohnatur, die bislang das Wetter kommen ließ, wie es wollte, neuerdings den Föhn im Auge behalten – und mich bei Föhnwetter auf unangekündigte Besuche der MS einstellen.

Ist das Uhthoff-Syndrom trotz aller Vorsicht und Vermeidungsstrategien doch einmal wieder im Gang, hilft mir nur eins: Ich muss mein System schnellstens abkühlen.

Erste Hilfe beim Uhthoff-Syndrom – drei Maßnahmen, die sich bei mir bewährt haben

- Kühle Getränke sind eine Erste-Hilfe-Maßnahme, zu der ich im Fall des Uhthoff-Phänomens gerne greife: Ich trinke dann ein großes Glas kaltes Wasser in kleinen Schlucken.

- Oder ich esse, falls greifbar, eine Portion kühlschrankkalte Wassermelone.

→ Im Sommer tut es mir auch gut, aus der Hitze in einen gekühlten Raum zu wechseln.

Von einer MS-Kollegin bekam ich kürzlich den Tipp, ein Funktionsshirt, wie es im Sportfachgeschäft zu haben ist, sommers im Eisfach zu bunkern, um bei Uhthoff-Beschwerden schnell hineinschlüpfen und den Körper gezielt abkühlen zu können. Alternativ soll das mit sogenannten Pulskühlern oder Kühlbekleidung wie Kühlwesten oder Kühlsocken gut funktionieren.

Ernährung mit MS

In Sachen Ernährung habe ich wegen meiner MS nicht groß was verändert. Ich ernähre mich, seit ich denken kann, ganz gesund. Anfangs achtete meine Mutter sehr darauf, was wir aßen, von ihr übernahm ich das ganz selbstverständlich. Das hat mir immer gutgetan. Ich erlebte schon sehr früh, wie positiv sich gesundes Essen auf meine sportliche Leistung auswirkte. Was nicht heißen soll, dass ich nicht auch mal Fast Food auf dem Teller hatte und ich liebe Stadionwurst und Pommes Schranke!

Ich war immer ein Allesfresser und ein Vielfraß. Die Anlage, Essen gut zu verstoffwechseln, habe ich geerbt, der viele Sport hat sein Übriges dazu beigetragen, meinen Körper zu konditionieren. Nach meiner MS-Diagnose behielt ich meine Ernährungsweise daher so gut wie bei: Ich achte seitdem lediglich darauf, nicht allzu häufig Fleisch zu essen.

Außerdem verzichte ich möglichst auf Milchprodukte. Meine Gründe dafür sind die: Zum einen gibt es Studien, die zum Ergebnis hatten, dass die Multiple Sklerose gerade in Bevölkerungsgruppen vorkomme, die viel Kuhmilch verzehren. Zum anderen weiß ich von einer neuen Studie[8], die darauf hinweist, dass das Immunsystem von Mäusen im Tierversuch auf das in Kuhmilch unter anderem enthaltene Protein Casein (auch Kasein geschrieben) reagierte und eine Reaktion auslöste, mit der es dieses bekämpfte. Die Casein-Moleküle sähen laut den Wissenschaftlern von der Universitätsklinik Bonn, die die Studie durchführten, jedoch denen des Eiweißes MAG sehr ähnlich, das für die Produktion von Myelin eine Rolle spiele. Es sei vom Immunsystem ebenso bekämpft worden wie das Casein.

Der Vollständigkeit halber erwähne ich es an dieser Stelle gerne: Geraucht habe ich nie und beim Alkohol halte ich mich eh zurück. Als Mama zweier Kleinkinder muss ich allzeit voll da sein, da überlege ich zweimal, wie viele Drinks es sein können. Die beiden kleinen Kinder im Haus sind auch der Hauptgrund dafür, dass ich inzwischen viel mehr frisch koche als früher. Überhaupt esse ich mit den Kindern regelmäßiger als vor ihrer Ankunft.

Sport mit MS

Nachdem ich meine berufliche Karriere von Leistungssportlerin auf Sportjournalistin geswitcht hatte, machte ich ein Dreivierteljahr überhaupt keinen Sport. Ich brauchte die Pause, um mich neu aufzustellen. Doch irgendwann verlangte mein Körper wieder danach: Ich konnte gar nicht anders, er forderte die nahezu tägliche Dosis Bewegung regelrecht ein. Und so besuchte ich viermal die Woche das Fitnessstudio und powerte mich dort regelmäßig aus. Sport nahm wie während meiner Sportlerkarriere einen bedeutenden Platz in meinem Leben ein.

Der erste MS-Schub änderte das: Er machte aus der sehr sportlichen Anna eine lahme Ente.

Nachdem die Kortisonstoßtherapie, die ich im Krankenhaus erhalten hatte, die Entzündungen in meinem Hirn und Rückenmark fürs Erste wirksam eingedämmt hatte, ging das Laufen wieder einigermaßen und ich startete im Januar nach unserer Englandreise direkt mit einer ambulanten Reha – ich galt als sogenannter »Heimschläfer«: Ich wackelte dazu dreimal die Woche zur Physiotherapie und absolvierte zugleich eine Ergotherapie. Die normalerweise zehn Minuten Weg zum Therapiezentrum um die Ecke bewältigte ich je nach Tagesfassung in 20 oder 30 Minuten. Ich fühlte mich dort im Wartezimmer schon sehr anders:

Meine MS sah mir keiner an. Ich trug weder Schiene noch Gips. Krücken hatte ich auch keine. Dennoch hinkte ich wie die Patienten dort, deren Sportunfälle – es war Skisaison in Bayern! – offensichtlich waren. Ich saß mit ihnen zusammen und fürchtete ihre Frage: »Und du so?«

In den Therapieräumen fühlte ich mich dafür gleich heimisch. Die Übungen, die ich zu absolvieren hatte, unter anderem auf einem Bein hüpfen, auf Zehenspitzen gehen und einen Fuß exakt vor den anderen setzen, waren mir aus meinem Sport geläufig. Die Therapien schlugen an: beim Wieder-laufen-Lernen allerdings viel schneller als beim Wieder-schreiben-Lernen. Ich nutze ab und an noch immer eine pinke Schreibschiene, wenn ich viel von Hand zu schreiben habe, zum Beispiel beim Vorbereiten meiner

»Anmods«, also der Anmoderationen für meine TV-Sportsendungen oder andere Moderationsjobs. Meine ersten Gedanken dazu notiere ich immer gerne auf Papier – meine Schrift ist mit MS eine noch krassere Sauklaue als früher.

Das, was mir die Therapeuten während der Trainingseinheiten zeigten, übte ich daheim eifrig weiter. Ich hatte ja mein Ziel vor Augen: den Wiedereinstieg in den Job. Meine Mutter besorgte mir Therabänder für die Finger, mein Vater baute mir das schon beschriebene Holzbrettchen zum Üben meiner Fingerfertigkeit. Ich übte das Buchstabennachzeichnen und Linienmalen.

Meine MS zwang mich dazu, das alltägliche Maß Sport in meinem Leben erneut zu verändern: Ich setzte nach der Diagnose etwa ein halbes Jahr ganz mit Sport aus. Das frustrierte mich zusehends – mir fehlte die Bewegung. Und so testete ich vorsichtig aus, wozu mein Körper mit MS in der Lage war. Ich erinnere mich wie heute an mein erstes Training mit MS: Nach einem leichten Warm-up (Aufwärmen) stieg ich aufs Laufband und fühlte mich nach insgesamt 20 Minuten Bewegung völlig erledigt. Meine Gefühle spielten verrückt: Ich war enttäuscht, wütend und traurig. Damit klarzukommen, war eine ordentliche Aufgabe für mich. Die noch schwerer wurde, als ich gleich bei einem meiner ersten Trainings das oben beschriebene Uhthoff-Phänomen kennenlernte. Das war mehr als nervig. Ich kann das Ganze hier abkürzen: Die MS machte mir anfangs sogar noch häufiger einen Strich durch die Trainingspläne als pessimistisch erwartet.

Es dauerte, bis ich akzeptieren konnte, dass es ist, wie es ist. Immer wieder nahm ich Anlauf, mein MS-Mindset aus dem Alltag auch auf den Sport zu übertragen. Meine Sportlernatur stellte sich anfangs quer. Doch mit der Zeit gelang das fast Unmögliche:

Heute treibe ich Sport nur noch in MS-Maßen – nach dem Motto »Hey, Anna, mach mal easy!«. Das heißt, ich mache Sport, wann immer mir danach ist: Ich gehe ins Gym und absolviere Trainingssessions zu Hause. In meinem Homeoffice steht eine Hantelbank. Daran trainiere ich regelmäßig mit Gewichten. Außerdem habe ich Yoga für mich entdeckt.

Wobei ich hier unbedingt anmerken muss, dass ich wie alle berufstätigen Mütter einen sehr bewegten Alltag habe. Die Wege, die ich als Berufstätige, als Mutter zweier kleiner Kinder, als Familienhaushaltsmitglied und nicht zuletzt als MS-Erkrankte tagtäglich zurücklege, sind Teil meines Fitnessprogramms.

Körperpflege mit MS

Bei mir veränderte die Multiple Sklerose auch die eine oder andere Gewohnheit bei der Körperpflege. Ich hatte es eingangs schon erwähnt: Ich liebe es, unter der heißen Dusche zu stehen. Dabei kann ich so richtig abschalten und mir den Alltag von Haut und Seele waschen. Ich gebe zu: Die heiße Dusche ist für mich ein Körperpflegeakt mit Ritualstatus. Als Anna ohne MS besuchte ich während meiner Zeit als Leistungssportlerin regelmäßig die Sauna. Der Saunabesuch war ein beliebter Teil des Regenerationsprogramms nach Wettkämpfen oder intensiven Trainingseinheiten. Ich fühlte mich in der Hitze sauwohl. Nach der Sportlerkarriere, als Berufsanfängerin, konnte ich mir den teuren Besuch im Tages-Spa mit Saunasession anfangs nicht leisten.

Aus Sorge, dass die Hitze bei mir das Uhthoff-Phänomen auslösen könnte, wenn ich die üblichen Schwitzzeiten in der Sauna absitze und dabei meine Körpertemperatur spürbar erhöhe, meide ich die Sauna ganz. Auch auf heiße Wannenbäder verzichte ich seit meiner MS-Diagnose. Doch damit nicht genug: Zu den Dingen, die ich als Anna mit MS lassen musste, gehört auch das stundenlange Bad in der Sonne. Was habe ich es früher geliebt, am Strand zu sein, die Sonnenstrahlen mit Sonnenöl auf meiner Haut zu spüren. Heute bleibe ich vornehmlich im Schatten – ich kann die Sonne nicht mehr so lange und intensiv ertragen. Ich weiß nicht, ob das eine reine Kopfsache ist, so von wegen »Kopf sagt: ›Zu viel Sonne ist nicht gut für dich‹, und Körper reagiert darauf mit unangenehmen Beschwerden«. Ich vermisse es jedenfalls.

Meine heiß geliebte Dusche lasse ich mir aber nicht von der MS nehmen. Wobei ich sehr darauf achte, dass ich nicht allzu lange unter dem heißen Wasser stehe und zum Ende hin in alter Sportlermanier die Wassertemperatur nach und nach senke. So verhindere ich ein Überhitzen.

Ansonsten habe ich bislang bei meiner Körperpflege nichts verändert. Ich weiß noch, dass ich hautsensibel auf die Stoßtherapie im Krankenhaus reagierte, aber das Durcheinander auf der Haut war sicher nicht nur dem mir dabei verabreichten Kortison geschuldet, sondern auch Ausdruck des Chaos, das so kurz nach meiner MS-Diagnose in mir drin herrschte.

Krank sein mit MS

Wer wie ich mit einer chronischen Erkrankung lebt, kann sicher nachfühlen, warum mich das Kranksein mit MS im Falle des Falles so richtig nervt. Zum einen habe ich bei alltäglichen Erkältungen, grippalen oder Magen-Darm-Infekten das Gefühl, dass die mich immer voll erwischen. Darf ich mich vorstellen? Anna Kraft: Regelmäßig ausgeknockt von einem schnöden Schnupfen – das bin ich. Zum anderen werde ich das Gefühl nicht los, dass die Infekte ihre Besuchszeit in meinem Körper immer extra in die Länge ziehen. Ätzend.

Da ich weiß, dass MS-Schübe typischerweise nach Infekten auftreten, insbesondere nach Infekten der oberen Atemwege wie grippale Infekte und nach der »echten« Grippe (auch Influenza genannt), löst jeder Infekt bei mir auch Sorgen aus.

Prof. Dr. Hemmer sagt, dass wir MS-Patienten uns zum vorsorglichen Vermeiden eines Schubs infolge einer saisonalen Grippe die entsprechende Impfung gegen deren Erreger holen können. Doch um uns herum schwirren unzählige Viren! Erst recht, seit ich Mutter bin und meine Kinder in der Kita sind. Mitunter denke ich, dass sich die Viren die Klinke unserer Haustür in die Hand geben! Kaum haben wir uns als Familie von dem einen Infekt erholt, ist schon der nächste im Anmarsch. Ihr kennt das, wenn ihr Kinder in Krippe, Kita oder Schule habt, sicher.

Wichtig für uns MS-Patienten ist es laut dem Professor, dass wir eine Grippeimpfung vorab immer mit unserem behandelnden MS-Arzt absprechen, denn es gibt MS-Therapeutika, die die Wirkung einer solchen Impfung zumindest abschwächen können.

Den seit Ewigkeiten verbreiteten ärztlichen Rat an chronisch Kranke, einen Mund-Nasen-Schutz als weitere Schutzmaßnahme vor gefährlich werdenden Infekten zu tragen, habe ich nie befolgt. Bis zum Jahr 2020 nicht. Doch dann erlebten wir, wie das SARS-CoV-2-Virus und seine Mutanten die Welt in eine Pandemie versetzten. Und das änderte alles.

Corona und MS

Wenn ich mir vor 2020 wegen Schnupfen und Magen-Darm schon einen Kopf gemacht habe, dann jagte mir das sogenannte Coronavirus im März 2020 einen ordentlichen Schrecken ein. Ich sorgte mich um meine Gesundheit genauso wie um die meiner Lieben. Meine älteste Tochter war im ersten Lockdown noch nicht einmal zwei Jahre alt und Töchterchen Nummer zwei hatte sich gerade erst mit einem positiven Schwangerschaftstest angekündigt. Als MS-Patientin, Mama eines Kleinkindes und Schwangere hatte ich angesichts der kollektiven Ungewissheit, in die die Pandemie uns versetzte, so manche unruhige Stunde.

Als ich mich 2021, inzwischen zweifache Mutter, dann endlich impfen lassen konnte, fällte ich die Entscheidung pro Impfung nach einem Gespräch mit Prof. Dr. Hemmer nahezu pragmatisch. Denn auch zur Coronaimpfung riet mir der Neurologe, was er mir die Jahre zuvor schon geraten hatte: »Frau Kraft, eine natürliche Virusinfektion fordert Ihr Immunsystem viel mehr heraus als eine Impfung – das Risiko, dass Sie danach einen Schub erleben, ist erwiesenermaßen höher. Und Sie wissen: Ein Schub kann den Verlauf der MS verschlechtern. Das gilt auch für die Coronaviren.«

Die drei Impfungen selbst steckte ich zunächst recht gut weg. Doch mein Wohlbefinden litt Monate danach noch. Topfit fühlte ich mich lange nicht. Ich hatte mehr Dämonentage, die sich auch mehr häuften, die Fatigue meldete sich öfter, Hände und Füße kribbelten nahezu ununterbrochen. Ich fühlte mich ständig wie ganz kurz vor einem Schub und insgesamt anfälliger für alles.

Und als das nahezu Unvermeidliche dann eintrat – wir infizierten uns, wie es sich als Familie gehört, allesamt mit Corona –, überstand ich auch die Infektion. Ich erlebte sie zunächst wie eine sehr starke Grippe. Anschließend hatte ich ganz arge Probleme damit, Luft zu kriegen, und mein Lungenvolumen war lange nicht wieder das alte. Meine MS-technische Erfahrung mit Corona bringe ich so auf den Punkt: Die üblichen Empfindungsstörungen auf meiner rechten Körperhälfte verstärkten sich danach spürbar. Nach drei, vier Monaten normalisierte sich zum Glück alles wieder.

Die besten Infoquellen zu Multipler Sklerose

Als ich die Diagnose Multiple Sklerose bekam, tat ich, was ich als Journalistin am besten konnte. Ich fing wie wild an, draufloszurecherchieren. Ich holte mein blaues Physiologie-Buch aus meinem Sportstudium wieder hervor und las auch alles, was Google mir ausspuckte. Aus heutiger Sicht war der Besuch im Internet keine gute Sache. Denn viele Informationen dort jagten mir einen gehörigen Schrecken ein.

Und deshalb leite ich euch gerne den Rat – wenn auch leicht abgewandelt – weiter, den mir die junge Ärztin mit auf den Weg gab, nachdem sie mir meine Diagnose verabreicht hatte. »Googeln Sie nicht!«, hatte sie mir damals noch hinterhergerufen, als ich etwas von »Handy aus dem Zimmer holen« und »Internet« stammelte.

Informative Internetseiten zu MS

Ich habe über das Thema, wie sich MS-Patienten auf eigene Faust zu ihrer Krankheit informieren können, auch mit Prof. Dr. Hemmer gesprochen. Denn da gibt es tatsächlich was zu beachten: Interessenkonflikte können nämlich manchmal scheinbar objektive Patienteninformationen verzerren. Auf Seite 186 habe ich euch ein paar unabhängige Internetseiten zusammengestellt, auf denen ihr euch sicher weiter informieren könnt.

Anna: Es gibt viele informative Internetseiten zu Multiple Sklerose im deutschsprachigen Internet. Mich erschlägt das buchstäblich vielseitige Angebot immer wieder aufs Neue. Was sollten Menschen beachten, die sich im Netz über Multiple Sklerose informieren wollen?

Prof. Dr. Hemmer: *Wer das Stichwort »Multiple Sklerose« in den Suchschlitz einer Internet-Suchmaschine wie Google eingibt, erhält innerhalb von Sekundenbruchteilen über sechs Millionen Fundstellen. Schon beim Scannen der ersten Suchergebnisse fällt auf, wie gut viele MS-Infoangebote gemacht sind: Da finden sich Wissenstexte, anschauliche Grafiken, Videos und mehr. Das hochwertige Angebot steht für eine Menge Geld. Und damit bin ich schon beim Punkt: Hinter vielen der MS-Internetseiten stehen Unternehmen der pharmazeutischen Industrie. Was grundsätzlich nichts Schlechtes ist: Solange der Absender der Informationen sichtbar gemacht wird, hat der Internetbesucher eine echte Wahl und kann sich entscheiden, von wem er sich informieren* *lässt. Problematisch ist es, wenn der Absender der Infos nicht oder nur schwer zu erkennen ist. Deshalb sollte man als Wissbegieriger darauf achten, wer die Seite ins Netz gestellt hat. Denn natürlich verfolgt ein Pharmaunternehmen mit seinem Info-Angebot immer einen Zweck – und der ist vordergründig unternehmerischer Natur. Die wollen selbstverständlich ihre »hausgemachten« MS-Medikamente verkaufen. Das ist ganz klar ein Interessenkonflikt. Ich empfehle daher, bei dem Besuch einer Info-Seite zu MS, sofern das nicht auf den ersten Blick offensichtlich ist, zuerst auf das Impressum zu schauen: Wer steckt dahinter? Ein unabhängiges Expertengremium, ein Verein Betroffener oder ein Pharmakonzern?*

Was sollten MS-Patienten zum MS-Pharma-Markt wissen?

Der MS-Pharma-Markt gilt seit Langem als sehr lukrativ.[9] Für das Jahr 2023 wird sein weltweiter Umsatz auf 20,77 Milliarden Euro geschätzt – mit einem erwarteten jährlichen Zuwachs von 1,63 Prozent. Deutschland gilt derselben Quelle zufolge nach den USA, China und Japan als viertgrößter Markt für MS-Arzneimittel (Quelle: Statista[10]). In Deutschland liegt der Anteil der MS-Arzneimittel am gesamten Arzneimittelumsatz bei etwa 5 Prozent. Das macht bei 46,1 Milliarden Euro Arzneimittelumsatz auf dem deutschen Klinik- und Apothekenmarkt (Stand: 2021, Quelle: Statista)[11] rund 2,3 Milliarden Euro. Die Zahlen zeigen, dass sich mit MS-Medikamenten viel Geld verdienen lässt; sie werden sehr hochpreisig gehandelt und zählen hierzulande seit Jahren zur Spitze der Kostentreiber bei den Gesundheitskosten. Die Kosten für die jährliche Behandlung eines MS-Patienten liegen bei uns in Deutschland zwischen 2 000 (für Fingolimod als Generika) und 45 000 Euro (für Alemtuzumab).

Warum sind MS-Medikamente so teuer?

Die Multiple Sklerose ist eine chronische, also unheilbare Erkrankung. Das Durchschnittsalter der Erstdiagnostizierten liegt weltweit bei Anfang 30. Das heißt, dass die Behandlung bei einer normalen Lebenserwartung einen Großteil des Lebens der Betroffenen andauert. Daraus resultiert bei aktuell schon mehr als einer Viertelmillion MS-Patienten in Deutschland und Tausenden Neudiagnostizierten jährlich eine große Nachfrage, die die Kosten in die Höhe treibt. Hinzu kommt, dass die Krankheit unter anderem in einem höchstsensiblen Körperbereich, dem zentralen Nervensystem, stattfindet. Außerdem sind MS-Studien zur Zulassung von Medikamenten inzwischen sehr aufwendig und damit teuer.

Gibt es Informationen sogenannter unabhängiger Quellen im Internet?

Die auf der zugehörigen Seite angebotenen Informationen richten sich insbesondere an Mediziner, sind also sehr fachspezifisch. Für MS-Patienten und ihre An- und Zugehörigen, die ja zumeist medizinische Laien sind, finde ich die MS-Leitlinie besonders informativ. Sie ist gut verständlich aufbereitet. Ich habe daran als federführender Koordinator mitgewirkt.

Was genau meinen Sie damit: Interessenkonflikt? Worin besteht dieser?

Dass Ärzte in der Forschung häufig von Pharmakonzernen gefördert werden, ist kein Geheimnis. Ohne die Gelder der Industrie käme so manches Forschungsprojekt nicht zustande. Zudem fließen allerdings auch nicht direkt forschungsbezogene »geldwerte Leistungen« aus der Pharmaindustrie in die Taschen von Ärzten und Co. Teilweise bis zu sechsstellige Summen pro Jahr sollen damit bedachte Ärzte zum Beispiel dazu bewegen, die Medikamente des jeweils zahlenden Unternehmens bevorzugt zu verschreiben. Der Konkurrenzkampf auf dem Produktmarkt ist groß, die »Förderung« von Schlüsselfiguren im Markt eine erfolgreiche Marketingstrategie.

Zahlen dazu liefert zum Beispiel die Bilanz 2022 der Freiwilligen Selbstkontrolle für die Arzneimittelindustrie e. V. (FSA). Das ist ein Verein von 55 Pharmaunternehmen, der nach eigenen Angaben »die korrekte Zusammenarbeit von pharmazeutischen Unternehmen und Ärzten, Apothekern sowie weiteren Angehörigen der medizinischen Fachkreise und den Organisationen der Patientenselbsthilfe« überwacht. Diese Pharmaunternehmen decken drei Viertel des deutschen Medikamentenmarktes. Im Jahr 2021 wurden laut dem Transparenzkodex (Stand: Juni 2022)[12] insgesamt etwa 630 Millionen Euro von den Vereinsmitgliedern an die oben genannten Personenkreise überwiesen. Etwa 457 Millionen Euro (72,5 Prozent) flossen in die Forschung und Entwicklung (F&E) zur Durchführung klinischer Studien und Anwendungsbeobachtungen. Rund 65,3 Millionen Euro gingen an Personen für Fortbildungen und als Vortragshonorare. Und etwa 107,7 Millionen Euro erhielten Institutionen für die Unterstützung von Veranstaltungen, Spenden und Stiftungen. Allerdings können Privatpersonen, das heißt auch die Ärzte, die Offenlegung der Zuwendungen verhindern, sodass diese nicht transparent gemacht werden.[13]

Aber: Aus diesen Zuwendungen resultieren Interessenkonflikte – und mit denen transparent umzugehen, das ist oberstes Gebot. Ich kann hier für die deutschen Neuro-

logen sagen, dass gerade Kollegen mit großen Interessenkonflikten eine Offenlegung durch die FSA ablehnen.

MS-Patienten sollten über die möglichen Interessenkonflikte aufseiten der Pharmaindustrie ebenso wie aufseiten der Ärzte, Apotheker und Co. Bescheid wissen. Denn mitunter führen die zu einer gewissen Verzerrung der Informationen. Das wiederum wirkt der objektiven Aufklärung der Patienten entgegen. Ich sehe das als Bringschuld seitens der Pharmaindustrie und der anderen genannten Personenkreise. Kommen die dem Transparenzgebot nicht nach, sollten die Patienten sich die Infos holen. Das ist ihr gutes Recht.

Auch deshalb halte ich die oben schon erwähnte MS-Patientenleitlinie für besonders wertvoll. Sie ist ohne Unterstützung der Pharmaindustrie entstanden und informiert entsprechend neutral zu aktuellen Behandlungen und Medikamenten. Die Entwicklergruppe der Leitlinie ist repräsentativ, interdisziplinär, multiprofessionell und unabhängig. Zu ihr gehören Experten, Anwender und Betroffene.

55 Fragen an den Arzt

Gespräch mit MS-Experte Prof. Dr. Bernhard Hemmer

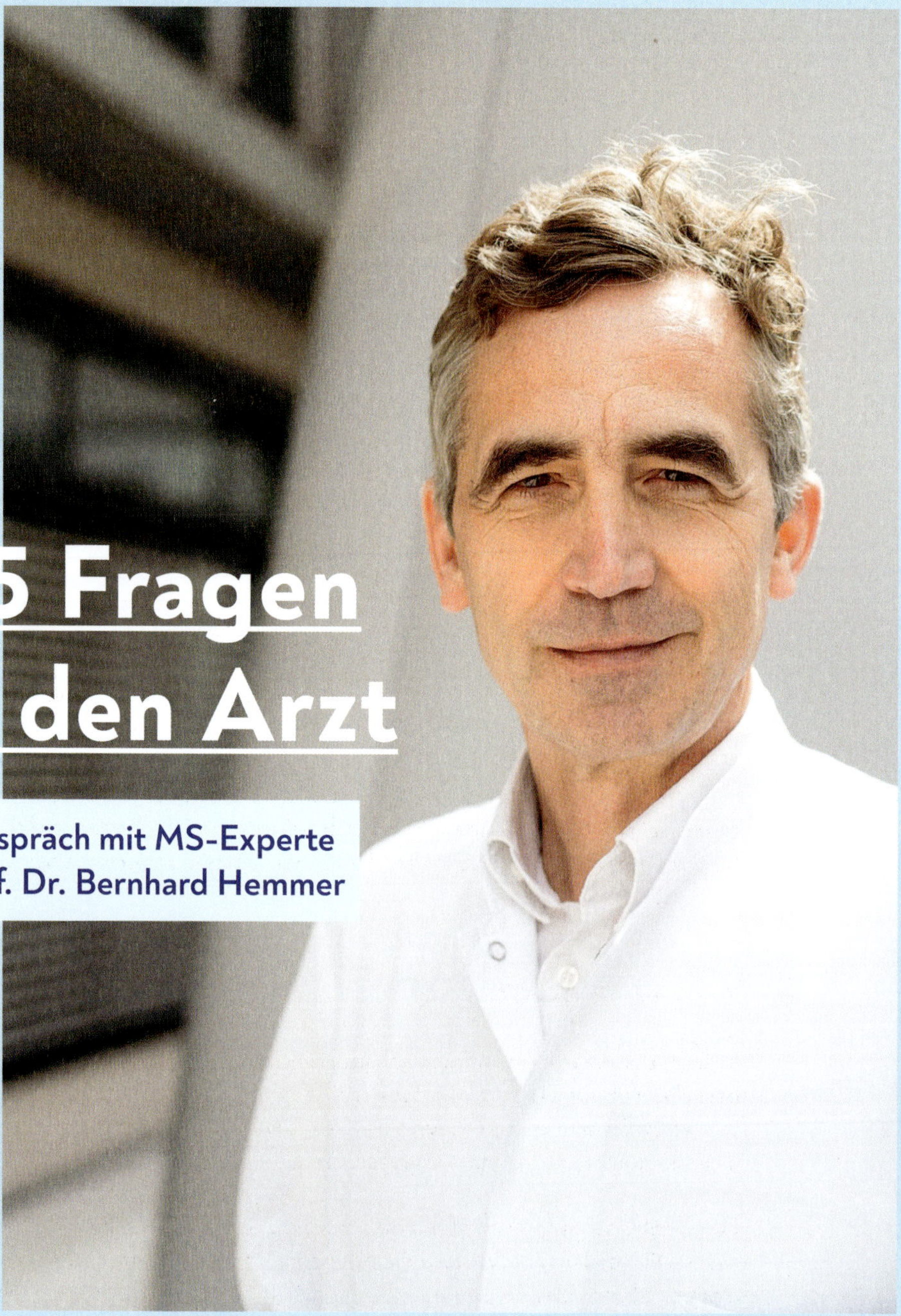

Habt ihr euch einen Überblick über eure Erkrankung verschafft, gibt es sicher noch die eine oder andere offene Frage. Und auch im Verlauf der MS ergeben sich immer mal wieder neue Fragen. Ich hatte und habe die auch. Mein großes Glück ist, dass ich es als Journalistin (mit recht großer Klappe) gewohnt bin, Fragen zu stellen, um Antworten zu bekommen. Verstehe ich das Ärztelatein nicht, hake ich nach, bis ich es so erklärt bekomme, dass ich es verstehe. Ich weiß: Das fällt nicht jedem leicht. Deshalb habe ich für dieses Kapitel Fragen gesammelt, die ich mir in meinen MS-Jahren gestellt habe. Ergänzt habe ich die Fragenliste mit Fragen, die in Gesprächen mit anderen MS-Patienten immer wieder auftauchten. Ihr könnt die Fragenliste leicht aus dem Buch trennen und mit zum Arzt nehmen.

Ich bin froh, dass mein Arzt, Prof. Dr. Bernhard Hemmer, sich die Zeit nahm, mir und euch diese Fragen zu beantworten. Vielen Dank dafür!

1. Die Multiple Sklerose geht jetzt also nie mehr weg?

Grundsätzlich ist die Multiple Sklerose eine chronische Erkrankung. Das heißt, wie die Zuckererkrankung (Diabetes) oder das Rheuma bleibt sie in der Regel lebenslang bestehen. Die MS kann sehr unterschiedlich ausgeprägt sein: Es gibt zum einen Patienten, die sehr milde Verläufe haben, sodass die MS kaum alltagsrelevant wird und auch MS-Schübe nur ganz selten auftreten. Vielleicht entwickeln die auch niemals eine bleibende Einschränkung. Zum anderen gibt es Patienten, bei denen die MS sehr schnell zu schweren, langen und teils auch bleibenden Einschränkungen führt. Das Krankheitsbild variiert demnach sehr.

2. Woher kommt die MS?

Nach heutigem wissenschaftlichem Kenntnisstand gehen wir Mediziner davon aus, dass die Multiple Sklerose eine sogenannte Autoimmunerkrankung ist. Das heißt, bei dieser Erkrankung macht das Immunsystem Fehler und richtet sich gegen den eigenen Körper, im Fall der MS gegen das Gehirn und das Rückenmark.

Grundsätzlich gehen wir Mediziner heute davon aus, dass die MS zwar eine Krankheit ist, die nie ganz ausheilt, aber dass irgendwann im Verlauf auch Ruhe eintreten kann. Das Ganze müssen Sie sich so vorstellen: Unser Immunsystem ist dazu da, automatisch Viren und Bakterien abzuwehren und beispielsweise Tumore (Krebsgeschwülste) zu bekämpfen. Es kann bei seiner Abwehrtätigkeit aber auch Fehler machen. Im Fall der Multiplen Sklerose gegen wir heute davon aus, dass das Immunsystem sich spezifisch gegen das Gehirn und/oder das Rückenmark (was man auch als ZNS – Zentrales Nervensystem – zusammenfassen kann) richtet und beide attackiert. Welche Strukturen es dort gezielt angreift und warum – das wissen wir leider noch nicht.

Was wir aber wissen, ist, dass es zwei Faktoren gibt, die hierbei eine Rolle spielen:

- Das sind einerseits erbliche Faktoren. So gibt es bestimmte Genveränderungen, die das Risiko für MS erhöhen können.

- Andererseits spielen Umweltfaktoren eine wichtige Rolle: Bestimmte Infektionen sind hier beispielsweise zu nennen, aber auch ein Vitamin-D-Mangel, Übergewicht, Rauchen und andere mehr.

Wenn diese Faktoren zusammenkommen – und wahrscheinlich auch noch ein Zufallsfaktor im Spiel ist –, dann kann das Immunsystem aus der Spur geraten und das Gehirn und/oder Rückenmark angreifen. Wahrscheinlich fehlen bei der MS dann auch noch bestimmte Regulationsmechanismen, um das Immunsystem zu kontrollieren. Denn während sich eine Immunreaktion normalerweise irgendwann wieder zurückbildet, bleibt sie bei der MS auch langfristig (chronisch) da.

3. Was erwartet mich?

Das kann ein Mediziner zum Zeitpunkt der Diagnosestellung noch gar nicht so richtig sagen – zu groß ist die Variabilität, in der die Multiple Sklerose auftritt. Sie kann mild verlaufen, ohne dass Sie als Patient – auch nach Jahrzehnten noch – alltagsrelevante Einschränkungen erleben. Die MS kann aber auch sehr schwer verlaufen, sodass sie in kürzester Zeit körperliche und geistige Beeinträchtigungen verursacht. Das heißt: Wir Mediziner können den individuellen Verlauf der Erkrankung bei der Diagnosestellung nicht vorhersagen, weil wir nicht wissen, wie sich diese in den kommenden Jahren entwickeln wird.

Allerdings wissen wir, dass die MS – wenn wir sie heute diagnostizieren und richtig behandeln – in den ersten Jahrzehnten, sagen wir mal zehn bis zwanzig

Jahre, denn so weit können wir inzwischen die Daten überblicken, überwiegend sehr gut verläuft. Anders ausgedrückt: Der Großteil der MS-Patienten kommt bei entsprechender Behandlung sehr gut über die ersten zehn, zwanzig Jahre nach der Diagnose, zumindest, was die körperlichen Einschränkungen anbelangt.

4. Werde ich an der MS sterben?

Grundsätzlich führt die Multiple Sklerose nicht direkt zum Tod. Es ist absolut rar, dass mal jemand an einem sehr schweren MS-Schub stirbt.

Als **Schub** wird bei einer andauernden (chronischen) Krankheit wie Multiple Sklerose ein Zeitabschnitt in deren Verlauf bezeichnet, in dem sich der aktuelle Zustand des Betroffenen verschlechtert. Die Symptome vermehren und/oder verstärken sich während eines Schubs. Insgesamt führen Schübe oft zu einem Fortschritt beziehungsweise zu einer Verschlimmerung der Krankheit. Die Zeit zwischen Schüben wird als schubfrei bezeichnet.

Denn normalerweise führt der MS-Schub nur dazu, dass Sie Symptome entwickeln, die sich in der Regel wieder zurückbilden. Wenn die MS sehr schwer verläuft und beispielsweise zu Behinderungen führt, dann kann es sein, dass Sie an Komplikationen versterben. So steigt bei einem stark eingeschränkten, beispielsweise bettlägerigen Patienten unter anderem das Risiko für Gefäßverstopfungen durch Blutgerinnsel (Thrombosen) oder für Lungenentzündungen. Dann besteht durchaus eine Gefahr, dass derjenige an den indirekten Folgen der MS stirbt. Kurz: Direkt an MS sterben Sie nicht.

5. Habe ich das geerbt?

Wir wissen heute, dass es vererbbare Faktoren gibt, sogenannte Erbfaktoren, die das Risiko beeinflussen, an Multipler Sklerose zu erkranken – davon kennen wir heute über 200. Diese Erbfaktoren, die in der Bevölkerung sehr weitverbreitet sind, erhöhen oder verringern das Risiko für MS immer ein klein bisschen. Wenn bei jemandem sehr viele dieser Erbfaktoren zusammenkommen, dann kann das Risiko für MS auch ansteigen. Aber: Die MS ist keine Krankheit, die man mal eben so vererben kann. Sie ist demnach im engeren Sinne keine Erbkrankheit. Weitergegeben wird ein gewisses Risiko – nicht mehr und nicht weniger. Und: Das Risiko bedeutet nicht, dass man zwingend an MS erkrankt.

Nehmen wir zum Beispiel eineiige Zwillinge: Die tragen das gleiche Erbgut, sind von den erblichen Faktoren also genau gleich. Wenn einer der Zwillinge an MS erkrankt, dann ist es nicht zwingend so, dass der andere auch an MS erkrankt, obwohl er das gleiche Erbgut trägt. Das Risiko liegt hier eher bei 25 Prozent. Das heißt, dass drei von vier eineiigen Zwillingen nicht erkranken und nur einer erkrankt. Das Beispiel zeigt recht gut, dass Erbfaktoren wichtig, aber eben nicht alles sind. Selbst dann, wenn man sie in sich trägt, müssen sie nicht zur MS führen.

6. Hatte ich die MS vielleicht schon länger, ohne es bemerkt zu haben?

Wenn wir heute die MS diagnostizieren, dann können wir Mediziner bei vielen Patienten schon Entzündungsherde im Gehirn sehen, die abgeheilt, also älterer Natur, sind. Wir wissen auch, dass MS-Entzündungen im Gehirn entstehen und ausheilen können, ohne dass diese Entzündungen Symptome verursachen – das ist gar nicht so selten.

Wir gehen heute grundsätzlich davon aus, dass es bei einem wahrscheinlich großen Teil der Patienten schon Entzündungsaktivitäten im Gehirn gab, bevor die Erkrankung zum ersten Mal Symptome zeigt. Denn manchmal findet man bei Personen, die beispielsweise nach einem Autounfall oder bei Kopfschmerzen aus diagnostischen Gründen eine Kernspintomografie des Gehirns erhalten, MS-typische Veränderungen im Gehirn, gleichwohl die Betroffenen überhaupt keine MS-typischen Symptome hatten. Diese Beobachtung unterstützt die Hypothese, dass die Erkrankung bei vielen wahrscheinlich schon vor dem ersten Schub losgeht und – wie wir Mediziner sagen – zu diesem Zeitpunkt noch klinisch stumm ist.

7. Welche Anzeichen kann es dafür gegeben haben?

Untersuchungen großer Datensammlungen, insbesondere von Krankenkassen, bei denen danach geschaut wurde, welche Gründe Patienten mit diagnostizierter Multiple Sklerose die Jahre zuvor zum Arzt geführt hatten, zeigen Folgendes: Ein Teil der später von MS Betroffenen verhält sich in den fünf bis zehn Jahren vor der MS-Diagnose im Schnitt anders als Menschen, die keine MS entwickeln. Sie sind häufiger bei Ärzten und haben häufiger nicht eingeordnete Symptome wie ...

- Empfindungsstörungen,
- Sehstörungen sowie
- Schwindel.
- Hinzu kommen vermehrt psychische Themen wie Depressionen und Angststörungen.

Es kann zwei Gründe dafür geben, dass diese Symptome in den Jahren vor der MS-Diagnose gehäufter auftreten: Zum einen kann die MS-Erkrankung bereits da sein, wurde aber noch nicht als solche erkannt. Zum anderen können das sogenannte unspezifische Vorstufen der MS sein.

8. Bleiben Symptome wie das »Ameisenkribbeln« bestehen?

Grundsätzlich ist es so, dass ein MS-Schub bestimmte Symptome hervorrufen kann, unter anderem ...

- Kribbeln,
- Empfindungsstörungen,
- Sehstörungen (verschleierte oder doppelte Sicht),
- Schwindel und
- Lähmungen.

In der Regel bildet sich ein MS-Schub komplett oder zumindest teilweise wieder zurück. Es gibt jedoch auch Schübe, die Symptome bringen, die dann nicht wieder weggehen, sondern bleiben. Ob Symptome weggegangen sind oder nicht, dass lässt sich abschließend erst nach Ablauf von einem bis zwei Jahren sicher beurteilen. Denn das Gehirn und das Rückenmark brauchen eine gewisse Zeit, um sich zu reparieren und zu regenerieren.

9. Wird die MS im Alter schlimmer?

Ja. Die Multiple Sklerose wird in der Regel im Alter schlimmer. Betrachtet man die beiden Komponenten der MS, Schübe und schleichende Verschlechterung, lässt sich grundsätzlich Folgendes sagen:

- Die Schübe zeigen sich im jüngeren Alter eher häufiger und stark und lassen im Alter sowohl in der Zahl als auch in der Intensität meist nach.

- Die schleichende Verschlechterung der MS dagegen, die sich unter anderem darin äußerst, dass Symptome nach einem Schub bleiben, nimmt im Alter eher zu.

Die Wahrscheinlichkeit, dass sich ein Schub nicht zurückbildet, steigt demnach mit dem Alter.

An dieser Stelle möchte auch auf die sogenannte sekundäre Progredienz der MS hinweisen. Damit ist das schubfreie Fortschreiten der Krankheit gemeint: Zum Beispiel verschlechtert sich das Gehen über die Zeit langsam immer mehr. Was nicht immer so leicht abzugrenzen ist von dem natürlichen, altersbedingten Nachlassen der Beweglichkeit (Mobilität). Mitunter führt die sekundäre Progredienz zusammen mit der natürlichen, altersbedingt abnehmenden Mobilität und/oder altersbedingt abnehmenden geistigen Leistungsfähigkeit dazu, dass die körperliche wie geistige Mobilität der MS-Patienten insgesamt schneller und stärker abnehmen kann – und sie entsprechend heftiger eingeschränkt sind.

10. Werde ich eine Gehhilfe brauchen?

Diese Frage lässt sich nicht pauschal beantworten, da der individuelle Verlauf der MS nicht vorhersagbar ist. Wir wissen aber aus Studien, das von 100 Patienten, die eine MS-Diagnose bekommen haben, weniger als fünf nach zehn Jahren eine Gehhilfe brauchen. Auch wenn die Prognose für den Einzelnen schwierig ist, lässt sich über die Summe der Patienten sagen, dass es unwahrscheinlich ist, dass man während der ersten zehn, zwanzig Jahre auf eine Gehhilfe angewiesen sein wird.

Unter dem Oberbegriff **»Gehhilfe«** werden Hilfsmittel zusammengefasst, die beim Gehen helfen, indem sie unter anderem dazu beitragen, Gelenke zu entlasten. Man unterscheidet die marktüblichen Gehhilfen in solche ...

- ausschließlich für Innenräume, zum Beispiel Gehgestelle und Gehwagen, auch Rollatoren genannt,
- für Innenräume und/oder für den Außenbereich, zum Beispiel Hand- und Gehstöcke, Unterarmgehstützen, die umgangssprachlich auch »Krücken« genannt werden, Achselstützen und
- ohne speziellen Anwendungsort.

11. Verschwinden alle Symptome wieder vollständig?

Das ist von Patient zu Patient sehr unterschiedlich und variiert mit dem Verlauf der Multiplen Sklerose und dem Schweregrad des Schubs. Es gibt Patienten, bei denen bilden sich Schübe immer sehr gut zurück, bei anderen ist das nicht so.

12. Wird sich mein Leben verändern? Wenn ja, wie?

Auch auf diese Frage kann ich Ihnen nicht pauschal antworten. Das Leben kann, muss sich aber nicht verändern. Wie es bei jedem einzelnen MS-Patienten ist, das bestimmt sein individueller Krankheitsverlauf. Es gibt viele Patienten, die bei entsprechender Behandlung über Jahrzehnte einen gutartigen Verlauf haben: mit wenig Schüben und wenig Einschränkungen. Bei einem schweren Verlauf kann die MS beträchtliche Einschränkungen bringen – und damit auch spürbare Veränderungen im gewohnten Alltag.

Wobei ich an dieser Stelle einen wichtigen Punkt ansprechen möchte: den Umgang mit der MS. Es ist so, dass die MS eine Erkrankung ist, die viele Betroffene gerade in den ersten Jahren sehr belastet. Die Last ergibt sich vor allem aus der Unsicherheit darüber, dass man nicht weiß, wie die Krankheit letztlich verlaufen wird. Das führt häufig zu psychischen Problemen, die vielen Patienten das Leben mit MS schwer machen.

Aus diesem Grund würde ich sagen, dass sich bei einer Vielzahl der Patienten, die eine MS-Diagnose haben, das Leben verändert. Denn sie setzen sich mit der Diagnose anfangs intensiv auseinander – die Krankheit ist damit sehr präsent – und sind zunächst sehr verunsichert, wie es für sie weitergeht. Hat man die Krankheit dann einige Zeit erlebt und dabei zunehmend an Sicherheit gewonnen, dass man mit der MS oftmals sehr gut leben kann, dann rückt die Erkrankung auch wieder in den Hintergrund, sodass sich das Leben nicht mehr so um die Krankheit dreht.

13. Warum weiß man so wenig darüber, was für Symptome es sein könnten, wann die MS auftritt und woher sie kommt?

Die MS kann sehr unterschiedliche Symptome verursachen, je nachdem, wo der Entzündungsherd aktuell sitzt. Trifft die Entzündung das Auge, dann sieht man schlecht, trifft sie das Kleinhirn, dann hat man Schwindel und Koordinationsstörungen.

Als **Kleinhirn** *(Cerebellum)* wird der Teil des Gehirns bezeichnet, der für den flüssigen Bewegungsablauf verantwortlich ist. Es kontrolliert demnach das Gleichgewichtsgefühl und die Motorik. Zudem obliegt dem Kleinhirn die Kontrolle über das Aufrechterhalten eines normalen Muskeltonus.

Trifft die Entzündung das Rückenmark, hat der betroffene Patient zum Beispiel Gefühlsstörungen in beiden Armen und Beinen.

Bei dem Ganzen spielt auch der Zufall eine gewisse Rolle: Wir können nicht sagen, dass bei dem einen Patienten nur die Sehnerven betroffen sind und bei dem anderen nur das Rückenmark. Da ist eine Zufallskomponente dabei. Und wir Mediziner verstehen bis heute noch nicht so richtig, warum die Entzündungsherde beim einzelnen Patienten gerade an den bestimmten Stellen auftreten, wo sie auftreten. Es gibt zwar Stellen, wo MS-Entzündungsherde besonders häufig vorkommen, aber es ist nicht möglich, zu prognostizieren (vorherzusagen), was den Einzelnen mit seiner MS erwartet.

14. Wie muss ich mein Leben anpassen?

Die Frage kann ich Ihnen relativ leicht beantworten. Grundsätzlich ist es so, dass man die Dinge möglichst meiden sollte, die die MS verschlechtern.

Dazu gehört zum einen, dass man die Faktoren, die mit einem schlechteren Verlauf vergesellschaftet sind, möglichst abstellt, beispielsweise das Rauchen. Übergewicht ist ein weiterer solcher Faktor, der sich ungünstig auf die MS auswirkt. Man sollte es daher tunlichst vermeiden beziehungsweise sollte ein Patient, der übergewichtig ist, sein Gewicht reduzieren. Zudem empfehlen wir auch die Einnahme von Vitamin D, da niedrige Vitamin-D-Spiegel das MS-Risiko erhöhen.

Vitamin D ist der übergeordnete Begriff für eine Gruppe fettlöslicher Vitamine, die sogenannten Calciferole. Zu den wichtigsten Formen gehören Vitamin D_2 (Ergocalciferol) und Vitamin D_3 (Cholecalciferol). Die bekannteste Funktion von Vitamin D ist laut dem Robert Koch-Institut[14] (RKI) die Beteiligung am Knochenstoffwechsel. Demnach fördere Vitamin D unter anderem die Aufnahme (Resorption) von Kalzium und Phosphat aus dem Darm sowie deren Einbau in den Knochen. Vitamin D spiele somit eine Schlüsselrolle für die Knochenmineralisierung. Darüber hinaus sei Vitamin D an weiteren Stoffwechselvorgängen, bei der Bildung von Proteinen beziehungsweise der Steuerung einer Vielzahl von Genen beteiligt. Dies habe laut dem RKI während der vergangenen Jahre die Vermutung zugelassen, dass Zusammenhänge zwischen der Vitamin-D-Versorgung und chronischen Krankheiten bestünden und damit gleichzeitig neue Präventionsmöglichkeiten entdeckt werden könnten.

Das ist zwar nicht so ganz wissenschaftlich erwiesen, aber es schadet auf der anderen Seite auch nicht, wenn man Vitamin D nicht überdosiert. Eine weitere Empfehlung an unsere Patienten ist die gesunde Ernährung, ohne ihnen eine bestimmte Ernährungsweise vorzuschreiben. Vielmehr geht es um eine ausgewogene, abwechslungsreiche Ernährung, die weder zu Nährstoffmängeln noch Übergewicht führt. Schließlich raten wir zu sehr viel körperlicher Aktivität, also Sport.

Ich gebe meinen Patienten stets die Faustregel mit: »Verdoppeln Sie bestenfalls Ihre bisherigen sportlichen Aktivitäten! Und falls Sie noch keinen Sport treiben, dann fangen Sie jetzt an!« Das hat zwei Gründe.

Erstens kann ein trainierter Körper wesentlich besser mit einer MS-bedingten körperlichen Einschränkung umgehen als ein untrainierter.

Zweitens gibt es Hinweise darauf, dass sich körperliche Aktivität positiv sowohl auf das Nervensystem als auch auf das Immunsystem auswirkt: Beim ersten fördert es die Regeneration, zweites wird beruhigt.

15. Kann ich normal weiterarbeiten?

Ja, in der Regel können Sie als Betroffene normal weiterarbeiten. Bei der überwiegenden Zahl der MS-Patienten sind die Verläufe günstig – es gibt keinen Grund, den Beruf aufzugeben.

Zumindest sollte das anfangs kein Thema sein. Denn dass man in seinen Beruf integriert ist, das trainiert erstens und zweitens beeinflusst es das Wohlbefinden des Patienten erfahrungsgemäß erheblich. Das heißt also ganz klar, dass man sein Berufsleben fortführt wie gehabt. Sollte die Multiple Sklerose sich im weiteren Verlauf diesbezüglich zu einem Störfaktor entwickeln, dann muss man zu gegebener Zeit reagieren und sich beruflich an die neuen Umstände anpassen.

16. Sind lange Reisen möglich?

MS-Patienten können auf Reisen, auch lange, gehen. Unser Ziel als Team Arzt-Patient ist es ja, dass sich MS-Patienten völlig normal, wie andere auch, verhalten. Die meisten haben aus medizinischer Sicht auch gar keinen Grund, sich anders als normal zu verhalten – also kann man auch mal reisen. Gegen eine Reise in die üblichen Urlaubsgefilde spricht grundsätzlich nichts.

Wozu ich aber dennoch rate: Man sollte sich als MS-Patient möglichst Reiseziele wählen, die eine gute medizinische Versorgung bieten, sowohl was die Erreichbarkeit von Fachärzten betrifft als auch die Verfügbarkeit von Medikamenten. Außerdem rate ich dazu, Urlaubsregionen zu meiden, in denen Infektionskrankheiten alltäglich sind, gegen die man nicht so gut gerüstet ist. Selbstverständlich sollte sein, dass MS-Patienten Reisepläne mit ihrem behandelnden Arzt besprechen, insbesondere dann, wenn es sich um exotische Urlaubsorte handelt. Von meiner Tätigkeit in internationalen MS-Netzwerken her kann ich beruhigend bestätigen, dass die Krankheit inzwischen in allen Ländern rund um den Globus gut bekannt ist und es überall darauf spezialisierte Fachärzte gibt.

17. Muss ich die Sonne meiden?

Wenn die MS einen schweren Verlauf nimmt und auch Schäden an Gehirn und/oder Rückenmark verursacht hat, dann kann damit auch eine höhere Empfindsamkeit des Nervensystems für Temperaturschwankungen einhergehen. Dann kann es passieren, dass Sie sich schlecht und schwach fühlen, dass Beschwerden zunehmen, wenn die Körpertemperatur steigt. Und das ist der Fall, wenn Sie in die Sonne gehen. Dann sollten Sie einfach die Sonne meiden – aber das machen Sie meist automatisch schon. Das heißt aber auch: Wenn Sie sich in der Sonne wohlfühlen und keine Verschlechterung bemerken, dann gibt es keinen Grund, nicht in die Sonne zu gehen. Mein Rat: Probieren Sie es einfach aus!

18. Wie sieht's mit Alkohol und Nikotin aus?

Das Rauchen sollten MS-Patienten auf jeden Fall einstellen. Da gibt's sichere wissenschaftliche Hinweise drauf, dass das Rauchen langfristig nicht gut für den Verlauf der Erkrankung ist. Für Alkohol gilt: in Maßen genießen. Denn Alkohol kann potenziell, gerade wenn man zu viel trinkt, das Gehirn schädigen. Und diese alkoholbedingten Schäden addieren sich zu den Schäden, die möglicherweise die MS verursacht. Insofern sage ich, dass derjenige, der ab und an gerne einmal ein Glas Wein trinkt und für den dieser Genuss auch einen Teil seiner Lebensqualität ausmacht, dies auch weiterhin tun sollte. Von exzessivem Alkoholgenuss jedoch rate ich dringlichst ab.

19. Wie viel Sport darf ich noch machen?

Sport ist wichtig. Wir Mediziner glauben, dass Sport einen positiven Effekt auf die MS hat. Deshalb raten wir unseren Patienten immer zu mehr Sport. Wobei man natürlich seine körperlichen Grenzen im Auge behalten muss. Grundsätzlich gilt: so viel Sport wie möglich zu treiben, insbesondere Ausdauersport, Gleichgewichtstraining. Der Aufbau körperlicher Reserven ist von großer Bedeutung.

20. Spielt SARS-CoV-2 (das »Coronavirus«) irgendeine Rolle?

Corona spielt insofern eine Rolle für Multiple Sklerose, als dass es sich dabei um eine virale Infektionserkrankung handelt, die, wie jede andere Infektion auch, MS-Schübe mit unterstützen kann. Wir wissen, dass selbst eine banale Infektion das Risiko dafür erhöht, dass innerhalb von zwei bis vier Wochen ein Schub auftritt. Auch nach einer Coronainfektion kann das Immunsystem dahingehend aktiviert werden, dass es zu einem MS-Schub kommt.

Deshalb empfehlen wir auf jeden Fall, dass sich MS-Patienten gegen Corona impfen lassen, um zu verhindern, dass sie sich mit Corona infizieren.

Wichtig: Dabei geht es nicht nur ums Vermeiden von MS-Schüben. Auch einige der bei der Behandlung von MS eingesetzten Medikamente, sogenannte Immuntherapeutika, können die körpereigene Immunantwort gegen Corona herabsetzen und so einen schwereren Verlauf der Coronainfektion bewirken.

21. Kann ich mich jetzt noch impfen und/oder Boosterimpfungen ohne Bedenken machen lassen?

MS-Patienten sollten das Angebot an Coronaimpfungen wahrnehmen, um schwere Coronaerkrankungen zu vermeiden. Es gibt keine Hinweise darauf, dass Impfungen MS auslösen beziehungsweise MS-Schübe stark begünstigen. Falls eine MS-Therapie mit Immuntherapeutika ansteht, ist es sogar wichtig, dass Sie zuvor gegen Corona geimpft worden sind.

22. Ist meine Lebensdauer verkürzt?

Betrachtet man alle MS-Patienten, reduziert die Erkrankung die Lebenserwartung minimal. Und zwar insbesondere bei den Patienten, die einen schweren MS-Verlauf haben. Wobei es bei diesen nicht die MS direkt ist, die die Lebenszeit verkürzt, sondern es sind die Einschränkungen, die die Erkrankung mit sich bringt. Wer keine Einschränkung seitens der MS hat, hat auch keine eingeschränkte Lebenserwartung.

23. Welche Auswirkungen kann die MS denn sonst noch so haben?

Je nach Verlauf kann die MS sämtliche körperliche und geistige (kognitive) Fähigkeiten beeinträchtigen. Theoretisch kann sich unter anderem die Mobilität verschlechtern, es können Missempfindungen und/oder Schmerzen auftreten, MS kann Gleichgewichts- und Blasenstörungen hervorrufen und die geistige Leistungsfähigkeit einschränken. Die Auswirkungen der MS variieren in Abhängigkeit vom individuellen Verlauf und sind zumeist etwas, was nur bei einem Teil der Patienten und in der Regel auch erst nach vielen, vielen Jahren auftritt.

Nicht zu unterschätzen sind die psychischen Faktoren der MS. Viele Patienten kämpfen nach Erhalt der Diagnose mit ebendieser besonders. Das führt gerade in der ersten Phase nach Diagnosestellung zu gehäuften psychischen und psychosomatischen Beschwerden, darunter depressive Verstimmungen, Depressionen, Angststörungen und gehäufte körperliche Symptome, die sich nicht eindeutig zuordnen lassen.

24. Wie oft bekomme ich einen Schub?

Durchschnittlich und nur die Patienten betrachtend, die keine MS-Behandlung haben, tritt nach aktueller Datenlage jedes dritte bis vierte Jahr ein Schub auf. Auch da gibt es eine große Spannbreite: Während die einen mehrere Schübe pro Jahr haben, gibt es die anderen, die über zehn Jahre hinweg keinen Schub haben – auch ohne Therapie.

25. Was sind Läsionen?

Läsionen sind Entzündungsherde im Gehirn oder Rückenmark, die frisch oder »vernarbt« sind. Man findet sie mit der Kernspintomografie. Läsionen nehmen in der ganz frischen Phase in der Regel die Kontrastmittel auf, die man bei dieser Art von bildgebender Untersuchung auch verabreicht, und werden so sichtbar. Läsionen bilden sich regulär mit der Zeit zurück, zumeist aber nicht komplett, sodass in der Regel eine Narbe zurückbleibt. Diese ist daher auch weiterhin in der Kernspintomografie erkennbar.

Kontrastmittel helfen bei bildgebenden diagnostischen Verfahren, die Beschaffenheit (Struktur) und Funktionalität des Körpers darzustellen.

26. Was sagt die Menge an Läsionen aus?

Grundsätzlich sind die Läsionen Ausdruck der Entzündungsreaktivität. Somit lassen sie sich als Zielparameter heranziehen, um die Wirksamkeit von Immuntherapeutika zu überwachen. Wobei das Ziel der Behandlung heute ist, keine neuen Läsionen, also Entzündungen im Gehirn und/oder Rückenmark, aufzuspüren. Das messen wir mithilfe der Kernspintomografie.

Interessant zu wissen ist, dass das MRT eine gewisse prognostische Bedeutung in der Frühphase hat: Wenn man die Diagnose MS frisch stellt, kann man grob sagen, dass, je mehr Läsionen im Gehirn beziehungsweise Rückenmark zu sehen sind, die Wahrscheinlichkeit umso höher ist, dass es sich um eine MS mit eher entzündungsaktivem Verlauf und mehr Schüben handelt, die später auch mit einer höheren Einschränkung einhergeht.

Wir Mediziner nutzen die Ergebnisse der Kernspintomografie in der frühen Phase der Erkrankung daher auch ein Stück weit, um die passende Immuntherapie zu wählen: Hat jemand hier schon sehr viele Läsionen, tendiert man als Behandler eher dazu, wirksamere Medikamente einzusetzen als bei jemandem, der nur ein, zwei oder fünf Läsionen hat.

27. Gibt es unterschiedliche Auswirkungen bei Läsionen im Gehirn und im Rückenmark? Sagt mir das etwas über den Krankheitsverlauf?

Grundsätzlich gehen wir heute davon aus, dass Läsionen im Rückenmark für einen schlechteren Verlauf der MS sprechen. Die Datenlage ist nicht ganz klar, aber gerade wenn jemand sehr viele Entzündungsherde im Rückenmark hat, dann tendieren wir dazu, eine höher aktive Immuntherapie durchzuführen.

28. Gehen die Entzündungen in meinem Hirn ganz zurück oder bleiben Narben?

In der Regel ist es so: Wenn wir einen Entzündungsherd im Gehirn und/oder im Rückenmark mittels Kernspintomografie nachweisen (detektieren), dann bildet sich dieser nach der akuten Entzündung in der Regel teilweise zurück, aber eben nicht komplett. Bei der Mehrzahl der Entzündungsherde bleibt eine Narbe zurück, die man dann auch noch Jahrzehnte später in der Kernspintomografie nachweisen kann.

Die MS-typischen **Narben** entstehen, weil das Immunsystem die Hüllschicht (Markscheiden) der Axone in der grauen und weißen Substanz des zentralen Nervensystems (ZNS) in Gehirn und Rückenmark angreift und dort Entzündungen verursacht. Als Axon bezeichnet man den Fortsatz einer Nervenzelle (Neuron), der elektrische Nervenimpulse vom Zellkörper weg leitet. Zusammen bilden das Axon und die ihm zugehörige anliegende Hülle eine Nervenfaser. Nach dem Abklingen der akuten Entzündung bildet sich an Ort und Stelle ein faseriges Narbengewebe. Das stört fortan die Übertragung der Informationen via Nervenimpuls.

29. Inwieweit sind diese Narben problematisch?

Eine Narbe an sich ist nicht problematisch. Sie ist zunächst einfach nur ein Zeichen dafür, dass dort eine Entzündung stattgefunden hat. Wenn Sie aber sehr viele Narben im Gehirn und/oder Rückenmark haben, dann kann das deutlicher zu Einschränkungen des Gehirns und/oder Rückenmarks führen, als wenn man dort keine Narben hat. Wir glauben, dass viele Entzündungen und infolgedessen viele Narben nicht gut fürs Gehirn und/oder Rückenmark sind.

30. Muss ich Medikamente nehmen oder geht es auch ohne?

Das kommt auf den individuellen Verlauf der MS an: Es ist so, dass wir heute über eine Vielzahl an Medikamenten verfügen – aber nicht jeden Patienten zwingend sofort behandeln müssen. Es gibt durchaus vereinzelt MS-Verläufe, die eher gutartig sind und bei denen man mit der Medikation zunächst auch erst unter engmaschiger Kontrolle mal abwarten kann. Spätestens wenn die Erkrankung weiter aktiv ist, das heißt neue Entzündungsherde auftreten, sollte man aber eine Immuntherapie beginnen. Das Ziel der Behandlung von MS ist, weitere Krankheitsaktivitäten zu verhindern. Und das idealerweise mit einem Medikament, das möglichst wenig Nebenwirkungen mit sich bringt.

Das heißt: Bei einem vermeintlich sehr milden Verlauf geht es mitunter vereinzelt auch ohne Therapie, solange keine neue Krankheitsaktivität nachweisbar ist. Bei einem hochaktiven Verlauf mit schwerem Schub und vielen Entzündungsherden im Gehirn und/oder Rückenmark muss man sehr schnell zu den wirksamsten Medikamenten greifen.

31. Können die Medikamente meine MS heilen?

Die MS ist eine chronische Erkrankung.

Eine Erkrankung ist dann **chronisch**, wenn sie ...

- → lange andauert,
- → nicht vollständig geheilt werden kann und
- → eine andauernde oder wiederkehrende Behandlung erfordert.

Man kann die MS heute mit Immuntherapeutika zwar in vielen Fällen gut in Schach halten, aber das heißt nicht, dass man sie damit heilt.

Vielmehr dämpfen die Therapien die Aktivität des Immunsystems nur für einen bestimmten Zeitraum. Setzt man die Therapie ab und lässt das Immunsystem damit wieder frei gewähren, dann besteht die große Gefahr, dass die Entzündungen im Gehirn und/oder Rückenmark wieder zurückkommen. Anders ausgedrückt: Die Medikamente sind dazu da, das Aufkommen von Entzündungen zu verhindern beziehungsweise zumindest einzudämmen, um so das Gehirn und Rückenmark vor Schäden zu bewahren. Die Heilung der chronischen Erkrankung MS ist mit den aktuell verfügbaren Medikamenten kein realistisches Szenario.

Selbst wenn die MS mitunter sehr milde verläuft und den Patienten in seinem Alltag in keiner Weise beeinträchtigt, sodass er auch keine Medikamente benötigt, würde ich nicht davon sprechen, dass er geheilt ist, sondern sagen: Die MS ruht.

32. Was machen die Medikamente mit mir?

Auch auf diese Frage gibt es keine Antwort, die gleichermaßen für jeden MS-Patienten gilt. Denn die Wirksamkeit der Medikamente variiert mit ihrer Wirkungsweise. Wir unterscheiden derzeit drei Arten von MS-Medikamenten nach ihren Wirkstufen:

- *mäßig* (moderat) wirkende Medikamente, die insofern als sehr sicher gelten, dass sie kaum schwerwiegende Nebenwirkungen verursachen,
- *stark wirkende* Medikamente, die in der Regel auch mit etwas höheren Risiken für schwerwiegende Nebenwirkungen verbunden sind, und
- *höchst wirksame* Medikamente, von denen wir glauben, dass sie, wenn auch sehr selten, durchaus schwerwiegende Nebenwirkungen haben können.

Es kommt sehr darauf, an, welches Medikament Sie erhalten: Manche Medikamente merken Sie überhaupt nicht, andere sind zwar sehr sicher, verursachen aber alltagsrelevante Nebenwirkungen, darunter grippeähnliche Symptome, Hautveränderungen und Hitzewallungen.

Umso wichtiger ist es, vorher darüber Bescheid zu wissen, welche Nebenwirkungen ein bestimmtes Medikament verursachen kann, damit Sie nicht überrascht werden oder gar erschrecken, wenn diese unter der Medikation dann auch tatsächlich eintreten.

33. Wann nehme ich Tabletten, Spritzen oder Infusionen?

Allgemein lässt sich über die große Zahl der verfügbaren Medikamente sagen, dass die Art und Weise, wie diese verabreicht werden, vor allem mit der Wirkstufe zusammenhängen.

Moderat wirkende Medikamente, die erfahrungsgemäß nur wenig schwerwiegende Nebenwirkungen mit sich bringen,

- nimmt man entweder selbst als Tablette (sogenannte Filmtablette) oder Kapsel (sogenannte Hartkapseln) ein,
- oder spritzt sie sich mithilfe eines praktischen Spritz-Pens selbst unter die Haut (subkutane Injektion)
- beziehungsweise in den Muskel (intramuskuläre Injektion).

Höher wirksame Medikamente dagegen verabreichen wir ärztlich kontrolliert als Infusion oder man spritzt diese selbst unter die Haut. Es gibt aber auch Medikamente, die man als Tablette einnimmt.

34. Wann starte ich die Therapie?

Wir wissen heute, dass eine frühe Behandlung ein wichtiger Schritt in Richtung erfolgreiche Behandlung der MS ist. Es gilt demnach: Je früher wir die MS erkennen und entsprechend behandeln, desto besser können wir sie behandeln.

Deshalb beginnen wir heute direkt nach dem ersten Schub mit einer Immuntherapie, vorausgesetzt, der Patient/die Patientin möchte sich behandeln lassen. Dabei überwachen wir die Patienten sehr engmaschig, um zu sehen, ob unsere Behandlung ausreicht. Sollte das nicht der Fall sein und wir sehen neue Entzündungsherde im Gehirn und/oder Rückenmark, dann starten wir sehr schnell mit einer wirksameren Therapie. So nähern wir uns schnellstmöglich der optimalen Behandlung der Patienten. Dabei handeln wir stets nach dem Motto »So viel Therapie wie nötig – so wenig wie möglich«, weil wir davon ausgehen, dass die hochwirksamen Mittel potenziell auch langfristig mehr Nebenwirkungen mit sich bringen.

35. Welche MS-Therapien gibt es überhaupt?

Die große Zahl der inzwischen verfügbaren Therapien hat bei aller Verschiedenheit immer ein Ziel gemein: die Wirkung auf das Immunsystem des MS-Patienten.

Denn wir können mit den vorhandenen Medikamenten das Gehirn weder regenerieren noch reorganisieren. Wir können damit Nervenzellen nicht vor Schäden bewahren und schon gar nicht können wir sie nachwachsen lassen. Wir haben lediglich Medikamente, die das Immunsystem davon abhalten, das Gehirn und/oder Rückenmark zu attackieren und zu schädigen.

Das wiederum machen unsere Medikamente auf unterschiedliche Art und Weise: Während die einen Medikamente die Aktivität des Immunsystems insgesamt leicht dämpfen, hindern die anderen die Immunzellen daran, ins Gehirn und/oder Rückenmark zu gehen, und wieder andere Medikamente sorgen dafür, dass die Immunzellen nicht mehr aus den Lymphknoten heraus ins Gehirn und/oder Rückenmark gelangen. Darüber hinaus haben wir auch Medikamente, mit denen wir bestimmte Immunzellen zerstören, weil wir glauben, dass diese wichtig für den Verlauf der MS sind. Das sind beispielsweise die Medikamente, die auf die sogenannten B-Lymphozyten abzielen, indem sie einen Teil derselben zerstören.

Wissen muss man dazu: Alle diese Medikamente sind nicht MS-spezifisch. Das heißt: Wir treffen immer das gesamte Immunsystem und nicht nur die Immunzellen, die bei der MS eine Rolle spielen. Das ist auch einer der wichtigen Gründe dafür, dass man bei der MS-Therapie immer auf die Balance zwischen dem achtet, was möglich ist, und dem, was nötig ist, um die MS in Schach zu halten. Wir wollen die Patienten weder über- noch untertherapieren.

36. Wie häufig ist MS, wie viele Menschen in Deutschland haben MS, so wie ich?

Die MS ist heute eine Erkrankung, die häufig auftritt. Laut aktuellen Zahlen der MSIF, der Multiple Sklerose Internationale Vereinigung (auf Englisch: MS International Federation), der Dachorganisation nationaler MS-Gesellschaften, haben wir derzeit 252 000 Erkrankte in Deutschland.[15] Das ist eine bemerkenswerte Zahl. Die lässt sich so auf die Geschlechter umlegen: Wir gehen davon aus, dass eine von 300 bis 400 Frauen und einer von 600 bis 700 Männern heute an MS erkrankt.

37. Was heißt eigentlich »schubförmige MS« und was bedeutet »progrediente Form«? Was für eine Form habe ich?

Die Multiple Sklerose hat zwei typische Verlaufsformen, wenn wir die Anfangsphase der Krankheit betrachten.

In über 90 Prozent der Fälle ist es so, dass die MS mit Schüben beginnt. Das heißt, Sie haben neurologische Symptome,

- die sich innerhalb von Stunden bis Tagen aufbauen,
- die sich auch über mehrere Tage hinweg verschlechtern können
- und die sich dann wieder zurückbilden. Das geschieht in der Regel in einem Zeitraum von mehreren Tagen bis Monaten.

Letzteres, also die Rückbildung der Schubsymptome, können wir auch mit einer sogenannten Schubtherapie beschleunigen. Der *schubweise Verlauf* ist demnach typisch, es reihen sich Schübe aneinander, die Symptome bringen, die kommen und dann ganz oder nur teilweise wieder gehen.

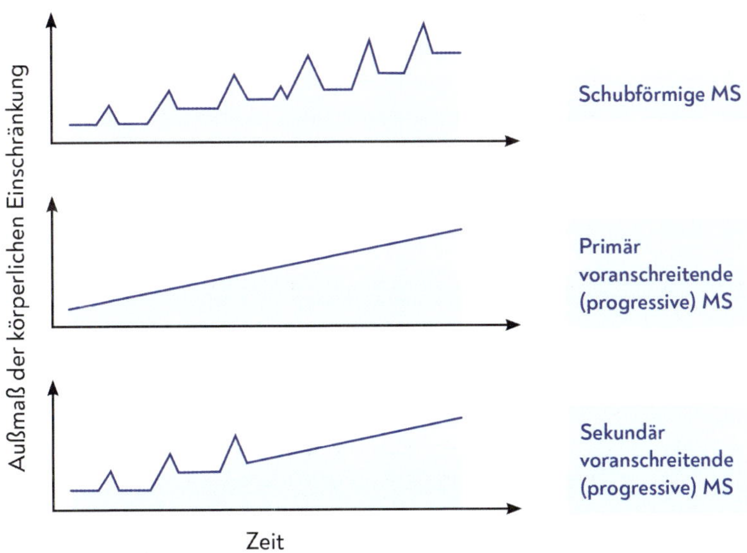

Bei zehn Prozent der MS-Verläufe haben wir einen progredienten Verlauf: Die Krankheit kommt ohne Schübe daher. Stattdessen erleben Betroffene von Beginn an eine stete, schleichende Verschlechterung ihrer Gesundheit mit zunehmenden Beschwerden. Das heißt am Beispiel von MS-bedingten Gehbeschwerden mit einem Bein, dass sich ebendiese über Monate und Jahre hinweg zunehmend verstärken, sodass das Gehen immer schlechter wird. Das nennt man dann einen *primär progredienten Verlauf*.

Darüber hinaus gibt es einen dritten Verlauf der MS: den sogenannten *sekundär progredienten Verlauf*. Der zeigt sich bei einem Teil der Patienten mit einem vom Start an schubförmigen Verlauf der MS und dann großteils erst nach Jahrzehnten so, dass es zu einer schleichenden Verschlechterung und zur gleichzeitigen Zunahme von Beschwerden kommt. Anders ausgedrückt: Die schubweise verlaufende MS wechselt dann in einen Verlauf ohne Schübe bei gleichzeitig steter Verschlechterung der Gesundheit.

Und um Ihre Frage zu beantworten: Frau Kraft, Sie haben eine schubweise verlaufende MS.

Zusammengefasst sind die drei **typischen Verläufe der MS:**

- schubweiser Verlauf (getrieben vom Immunsystem: schubweise Verschlechterung und schubweises Aufkommen von Beschwerden),
- primär progredienter Verlauf (getrieben von Vorgängen im Gehirn: schleichender Verlauf, verbunden mit steter Verschlechterung und stets zunehmenden Beschwerden),
- sekundär progredienter Verlauf (erst schubweiser, dann progredienter Verlauf).

38. Kann die schubförmige Form der MS auch zur progredienten Form werden?

Auf einen Teil der Patienten trifft das zu: Von diesen erlebt wiederum ein Großteil den Wechsel von einer schubförmigen in eine progrediente Verlaufsform nach Jahrzehnten. Bei einem kleineren Teil wechselt die MS aber auch schon während der ersten zehn Jahre ihre Verlaufsform.

39. Was hat es mit dem Epstein-Barr-Virus auf sich: Ist es schuld daran, dass ich an MS erkrankt bin?

Infektionen sind als Umweltfaktoren wichtig, sowohl für das Auftreten als auch für den Verlauf der MS. Wir nehmen heute an, dass das sogenannte Epstein-Barr-Virus für die MS eine wichtige Rolle spielt, weil einige Befunde darauf hinweisen. Es gilt: Die Wahrscheinlichkeit, an MS zu erkranken, wenn man nicht mit dem Epstein-Barr-Virus infiziert ist, ist sehr gering.

Doch das betrifft lediglich zwei bis fünf Prozent der Bevölkerung. Denn die deutliche Mehrheit, die Rede ist hier von 95 bis 98 Prozent der Bevölkerung, hatte Kontakt mit Epstein-Barr, ist also damit infiziert. Das Virus verbleibt nach einer Infektion im Körper.

Wir wissen zudem, dass bei demjenigen, der eine schwere Epstein-Barr-Virus-Infektion hat, also eine sogenannte Mononukleose, auch das Risiko für MS ansteigt. Denn es gilt auch: Je später die Epstein-Barr-Virus-Infektion auftritt, desto stärker fällt sie aus. Das heißt, dass die Epstein-Barr-Virus-Infektion ein gewisses Risiko für MS birgt, insbesondere dann, wenn sie schwer verläuft und in den späten Lebensjahren auftritt. Hinzu kommt, dass MS-Patienten mit einer viel stärkeren Immunreaktion auf die Infektion mit dem Epstein-Barr-Virus antworten als Patienten ohne MS. Wir Mediziner schreiben daher der Epstein-Barr-Virus-Infektion eine das Immunsystem derart anregende (stimulierende) Wirkung zu, dass es Fehler begeht.

Der Zusammenhang zwischen der Multiplen Sklerose und der Infektion mit dem Epstein-Barr-Virus wird seit Jahren beobachtet und erforscht. Die Datenlage ist recht gut. Die Viruserkrankung gilt demnach mittlerweile als die, die am ehesten einen Faktor darstellt, der mit zu MS führt. Wobei ich betone, dass sie nur ein Faktor von vielen ist. Viele andere sind mindestens ebenso wichtig. Denn wenn wir 100 Personen in der Bevölkerung nehmen, die mit dem Epstein-Barr-Virus infiziert sind, dann entwickelt maximal nur eine davon eine Multiple Sklerose – 99 dagegen nicht. Das spricht sehr dafür, dass es hier weitere Faktoren gibt, die für die MS auch noch eine Rolle spielen.

Mit dem **Epstein-Barr-Virus** (EBV) infizieren sich laut dem Bundesministerium für Bildung und Forschung (BMBF)[16] mehr als 90 Prozent der Menschen im Laufe ihres Lebens – zumeist im jungen Kindesalter und dann symptomlos sowie folgenlos. Die Infektion kann akut – diese Verlaufsform des EBV ist auch als Pfeiffer'sches Drüsenfieber oder Mononukleose bekannt – oder chronisch verlaufen. Eine Studie der Harvard University Cambridge, Massachusetts, USA, bestätigte den Zusammenhang von Multipler Sklerose und dem EBV insofern, als dass es ohne EBV keine MS gibt. Wobei das EBV allein noch keine MS macht.[17]

40. Wie oft sollte ich jetzt zum Neurologen gehen?

Normalerweise ist es so, dass in der Frühphase der MS, also direkt nach der Diagnosestellung, häufige Besuche beim Neurologen notwendig sind – und zwar so lange, bis die individuell passende Therapie für die Patienten gefunden und begonnen wird.

Selbstverständlich besteht am Anfang auch sehr viel Gesprächsbedarf seitens der Patienten, um unter anderem Fragen, wie sie in dieser Sammlung zusammengestellt sind, zu klären. Außerdem beobachten wir die Patienten beim Therapiestart (und ebenso bei einem Therapiewechsel) sehr engmaschig. Das heißt: Bei uns im Klinikum sehen wir die Patienten spätestens sechs Monate nach Therapiebeginn zum ersten Mal wieder und führen dann auch eine Kernspintomografie durch, um zu schauen, ob die Entzündungsaktivität der MS im Gehirn und/oder Rückenmark unter der begonnenen Behandlung zurückgegangen ist.

In der Folgezeit sehen wir die Patienten regulär auch jeweils nach spätestens sechs Monaten wieder. Dieser Abstand hat sich gut bewährt, um die MS im Griff zu behalten beziehungsweise um zeitnah auf verändertes MS-Geschehen zu reagieren, das bis dahin im Hintergrund ablief, ohne dass es der Patient bemerkt hat.

Selbstverständlich ist ein Besuch beim Neurologen auch außer der (geplanten) Reihe angesagt, wenn sich bekannte Beschwerden verstärken oder neue auftreten.

Ist die Krankheit über längere Zeiträume gut behandelt und der Zustand vergleichsweise stabil, dann reicht es auch, in größeren Abständen, beispielsweise einmal im Jahr, zum Neurologen zu gehen.

41. Wie oft sollte ich ein MRT machen?

Nach den aktuellen Leitlinien für MS ist es so, dass man bei Diagnosestellung eine Kernspintomografie (MRT) von Gehirn und Rückenmark macht. Die nächste folgt dann regulär sechs Monate nach Einleitung der Immuntherapie. Nach weiteren sechs Monaten folgen regulär eine dritte MRT – und fortan alle zwölf Monate weitere. Das heißt die MRT-Diagnostik findet anfangs engmaschiger statt und dann mit größeren Abständen – immer mit Blick auf das oben schon benannte Ziel der Immuntherapie, das Auftreten neuer Läsionen im Gehirn und/ oder Rückenmark zu verhindern.

Medizinische **Leitlinien** sind wissenschaftlich fundierte, praxisorientierte Handlungsempfehlungen, die es häufig in Fassungen für Behandler und für Patienten gibt. Bestenfalls werden die Leitlinien systematisch und transparent weiterentwickelt, sodass sie den aktuellen Kenntnis- und Erfahrungsstand decken. Hauptaufgabe medizinischer Leitlinien ist es, den aktuellen Stand der Wissenschaft zu einer Erkrankung und ihrer Behandlung darzustellen. Sie sollen Behandlern bei der Entscheidung in spezifischen Situationen helfen, sind aber nicht rechtlich bindend. Zudem begründen sie weder eine Haftung noch eine Haftungsbefreiung.

42. Ist ein MRT eigentlich schädlich?

Nein. Ein MRT ist nach heutigem Kenntnisstand grundsätzlich nicht schädlich, insbesondere dann nicht, wenn es ohne den Einsatz eines sogenannten Kontrastmittels durchgeführt wird. Aber: Der Patient im MRT ist einer gewissen Geräuschbelästigung ausgesetzt, während er in der Röhre liegt. Darüber wird man vorab aber aufgeklärt. Und diejenigen, die beispielsweise mit der Enge in der Röhre Probleme haben, weil sie beispielsweise an Platzangst leiden, können wir Ärzte mit einem Medikament unterstützen, falls sie ein MRT brauchen. Zu den Kontrastmitteln müssen Sie Folgendes wissen: Es gibt Kontrastmittel, die sich im Gehirn anreichern können. Diese werden heute in der Regel nicht mehr eingesetzt.

Bei den sonstigen Kontrastmitteln gehen wir Mediziner heute davon aus, dass sie keine oder nur minimale Nebenwirkungen haben. Sie dürfen aus Sicherheitsgründen weder in der Schwangerschaft noch in der Stillzeit zum Einsatz kommen. Unser Bestreben als MS-Diagnostiker ist es heutzutage, möglichst auf Kontrastmittel zu verzichten.

Ein Kontrastmittel sollte in der Regel im Rahmen der Erstabklärung zum Erstellen einer Diagnose verabreicht werden. Anschließend kann man auf ein MRT verzichten, vorausgesetzt, man hat sehr gute Ausgangsbilder, mit denen man die im weiteren Verlauf der MS bei Folgeuntersuchungen gemachten Bilder vergleichen kann. Ein MRT ist außerhalb der geplanten Termine (nach sechs, zwölf, vierundzwanzig Monaten und ab dann jährlich) nicht nötig, es sei denn, es treten Komplikationen oder Unklarheiten auf.

Nach heutigen Erkenntnissen können Sie ein MRT so häufig durchführen wie nötig, insbesondere dann, wenn kein Kontrastmittel zum Einsatz kommt.

43. Kann man mit MS Kinder bekommen?

Natürlich kann man mit MS Kinder bekommen. Es ist sogar so, dass während der Schwangerschaft die MS, zumindest in den letzten Schwangerschaftsmonaten, also in der sogenannten Spätschwangerschaft, zum Stillstand kommt. Das heißt, dass dann deutlich weniger Schübe auftreten. Allerdings erhöht sich die Schubrate nach der Entbindung wieder.

Es gibt nach dem heutigen wissenschaftlichen Stand der Dinge überhaupt keinen Grund, als MS-Patient keine Kinder zu bekommen. Wir gehen davon aus, dass die Geburten in der Regel komplikationslos verlaufen, insbesondere in der Frühphase der Erkrankung, und dass sich eine Schwangerschaft eher positiv denn negativ auf den Verlauf der MS auswirkt.

44. Beeinträchtigt die MS meine Fruchtbarkeit?

Die MS beeinträchtigt Ihre Fruchtbarkeit nicht. Es ist aber so, dass bestimmte Immuntherapeutika Einfluss auf die Fruchtbarkeit nehmen können. Daher sollte eine MS-Patientin ihrem Neurologen immer mitteilen, wenn ein Kinderwunsch besteht, sodass das bei der Behandlung berücksichtigt wird.

45. Ist MS vererbbar?

Das MS-Risiko ist für Kinder von MS-Patienten leicht erhöht. Die Erbfaktoren spielen zwar eine geringe Rolle, doch nach den Gesetzmäßigkeiten der Wahrscheinlichkeitsrechnung müsste ein MS-Patient 100 Kinder bekommen, um rein rechnerisch sicherzugehen, dass eins davon MS hat. Das Risiko, seine MS zu vererben, ist damit vernachlässigbar gering.

Das Risiko der Vererbung entspricht zwar nicht null, ist dennoch aber so gering, dass es niemanden davon abhalten sollte, Kinder in die Welt zu setzen.

46. Muss ich meine Kinder jetzt in irgendeiner Form testen lassen?

Nein. Es gibt keinen MS-Test und es macht auch keinen Sinn, bestimmte Erbfaktoren zu testen, da die Bedeutung derselben für die MS zu gering ist. MS-Patienten sollten ihre Kinder normal aufwachsen lassen und sie bestenfalls dazu bringen, ein Leben nach den oben schon genannten Kriterien zu leben, zum Beispiel ohne zu rauchen. Ratsam ist insbesondere der frühzeitige Kontakt mit anderen, sodass der Nachwuchs die verbreiteten Infektionskrankheiten im frühen Kindesalter durchmacht und nicht erst später. Und auch Impfungen sollten nach den Empfehlungen der Ständigen Impfkommission (STIKO) standardmäßig erfolgen.

47. Ist eine natürliche Geburt möglich?

MS-Patientinnen können ihre Kinder auf natürlichem Weg gebären. Denn in der Regel befinden sich die Mütter bei der Geburt in einer Phase ihrer Erkrankung, in der diese sich kaum mit Einschränkungen bemerkbar macht. Es gibt in der Regel keinen Grund, dass eine Frau mit MS anders gebärt als eine gleichaltrige Frau ohne MS. Dazu rate ich, dass man das Ganze unbedingt mit seinem Neurologen und auch mit seinem Gynäkologen bespricht, denn noch ist die Annahme weitverbreitet, dass MS-Patienten nicht auf natürlichem Weg gebären könnten.

48. Muss ich mich mit MS anders ernähren?

Wir wissen, dass Ernährung für die MS von Bedeutung ist. Übergewicht ist tunlichst zu vermeiden. Von zu viel Fleisch auf dem Teller raten wir Mediziner ab und empfehlen eher die mediterrane Küche mit viel Gemüse und damit Ballaststoffen, Vitaminen, Mineralstoffen und gesunden Fetten. Diese Empfehlung sprechen wir aber vor allem mit Blick auf die vielen Erkrankungen aus, die früher oder später mit Übergewicht einhergehen, darunter Herz-Kreislauf-Erkrankungen, Schlaganfälle und Stoffwechselerkrankungen wie Diabetes. Denn die kommen ja noch on top auf die MS und können deren Verlauf selbstverständlich negativ beeinflussen.

Wissen sollten Sie als MS-Patient oder MS-Patientin zur Ernährung bei MS Folgendes: Es gibt nach heutigem Wissensstand keine gesicherte Diät, die dem Verlauf der MS förderlich ist. Umso mehr kommt es auf eine gesunde Ernährung an – wobei auch hier gilt, dass Sie sich nicht knechten. Vielmehr sollten Sie sich bei allem Bewusstsein für gesunde Nahrungsmittel auch mal das gönnen, was Sie gerne essen – und Ihr Gewicht dabei im Auge behalten.

49. Bekomme ich als MS-Patient einen Behindertenausweis?

Früher wurde die Erkrankung an MS immer mit einer Behinderung gleichgesetzt. Heute kann man grundsätzlich einen Behindertenausweis beantragen, wenn es wegen der MS zu Beeinträchtigungen gekommen ist. Ich stelle die Frage jedoch eher in den Hintergrund, weil das Gros der MS-Patienten in den ersten Jahren mit dieser Erkrankung gut klarkommt und es keine körperlichen oder geistigen Behinderungen gibt. Ein Behindertenausweis würde diese Patienten eher stigmatisieren.

50. Was muss ich als MS-Patient bezüglich Impfungen allgemein beachten?

Es ist ratsam, dass MS-Patienten einen kompletten Impfschutz gemäß den Standardempfehlungen der Ständigen Impfkommission haben. Das hat zwei wichtige Gründe: Erstens fordern natürliche Infektionen das Immunsystem immer stärker heraus als eine Impfung – damit ist das Risiko höher, dass sie einen Schub auslösen. Zweitens nehmen die bei einer Immuntherapie verabreichten Medikamente zum Teil Einfluss auf die gewünschte Impfreaktion seitens des Immunsystems. Daher empfiehlt sich ein vollständiger Impfschutz vor dem Beginn einer Therapie mit Immuntherapeutika.

51. Wird MS irgendwann heilbar sein?

Die große Hoffnung ist natürlich da. Es gibt bereits Ansätze, die auf Heilung der MS aus sind. Ich denke da beispielsweise an die Knochenmarkstransplantation, wo man heute hofft, dass man damit in bestimmten Fällen das Immunsystem so weit bringt, dass die Immunreaktion zum Stillstand kommt. Aktuell gibt es aber keine MS-Therapie, von der wir Mediziner behaupten würden, sie könne die MS heilen.

52. Werde ich kognitive Beeinträchtigungen kriegen? Wird mein Gehirn noch so funktionieren wie zuvor?

Die MS kann zu kognitiven Einschränkungen führen – ähnlich wie zu körperlichen. Ob es dazu kommt, das variiert von Patient zu Patient und ist auch nicht vorhersagbar. Was Sie tun können, ist, geistig rege zu bleiben. Betroffene sollten deshalb im Beruf bleiben, sich damit trainieren und trainiert halten – und sich nicht von vornherein in einen Behindertenstatus begeben. In der Regel spielt das Thema Kognition in den ersten Jahrzehnten der Erkrankung keine wesentliche Rolle. In den späteren Jahren, insbesondere bei einem schweren Verlauf der MS, kann die Kognition Patienten dagegen schwer zu schaffen machen.

53. Was ist in Zukunft mit Operationen und Narkosen – muss ich mit der Diagnose ab sofort etwas beachten?

Wenn keine Einschränkungen seitens der MS vorliegen, die dagegensprechen, dass Operationen unter Narkose durchgeführt werden, gibt es keinen Grund, sich nicht operieren zu lassen.

54. Kann man sich gegen MS impfen lassen?

Aktuell gibt es keine Impfung gegen MS. Frisch aus den Forschungslaboren ist die Nachricht, dass Forscher erste Experimente (Tierversuche) durchgeführt haben, um eine Impfung gegen MS zu entwickeln. Tierversuch heißt, dass die Forschung hier noch sehr weit weg ist von der Anwendung beim Menschen. Die große Herausforderung liegt hierbei darin, dass man die Ursachen der MS noch nicht so richtig kennt und versteht. Deshalb wird es mit Sicherheit auf absehbare Zeit keine Impfung gegen die MS geben.

55. Welche Tipps können Sie mir für ein Leben mit MS allgemein geben?

Mein **erster Tipp** am meine MS-Patienten ist, dass man sich bewusst darüber wird, dass man mit der MS eine chronische Krankheit hat und sie mit ihrem individuellen Auftritt wahrnimmt. Mit der Akzeptanz der Erkrankung kommt dann auch die Bereitschaft, alles daranzusetzen, die Krankheit zu behandeln. Das Ziel dabei muss sein, einen Weg zu finden, um mit dieser Krankheit zu leben, ohne dass sie im Mittelpunkt allen Geschehens steht und ohne sie zu bagatellisieren.

Mein **zweiter Tipp** geht dahin, dass man es insbesondere in der Frühphase der Erkrankung, also schnell nach der Diagnose, schafft, die Ängste, die eine solche Diagnose, zum Beispiel vor einem Leben im Rollstuhl, mit sich bringt, zu überwinden. Dabei kann man sich von vielen Seiten helfen lassen, zum Beispiel von uns behandelnden Ärzten oder von anderen Betroffenen, individuell oder organisiert in Vereinen.

Ich hoffe, dass wir damit viele eurer Fragen zu MS beantwortet haben. Ich rate euch: Nehmt die Fragenliste gerne mit zum Arzt eures Vertrauens und stellt ihm die Fragen persönlich, wenn ihr zu der einen oder anderen Antwort noch mehr wissen wollt.

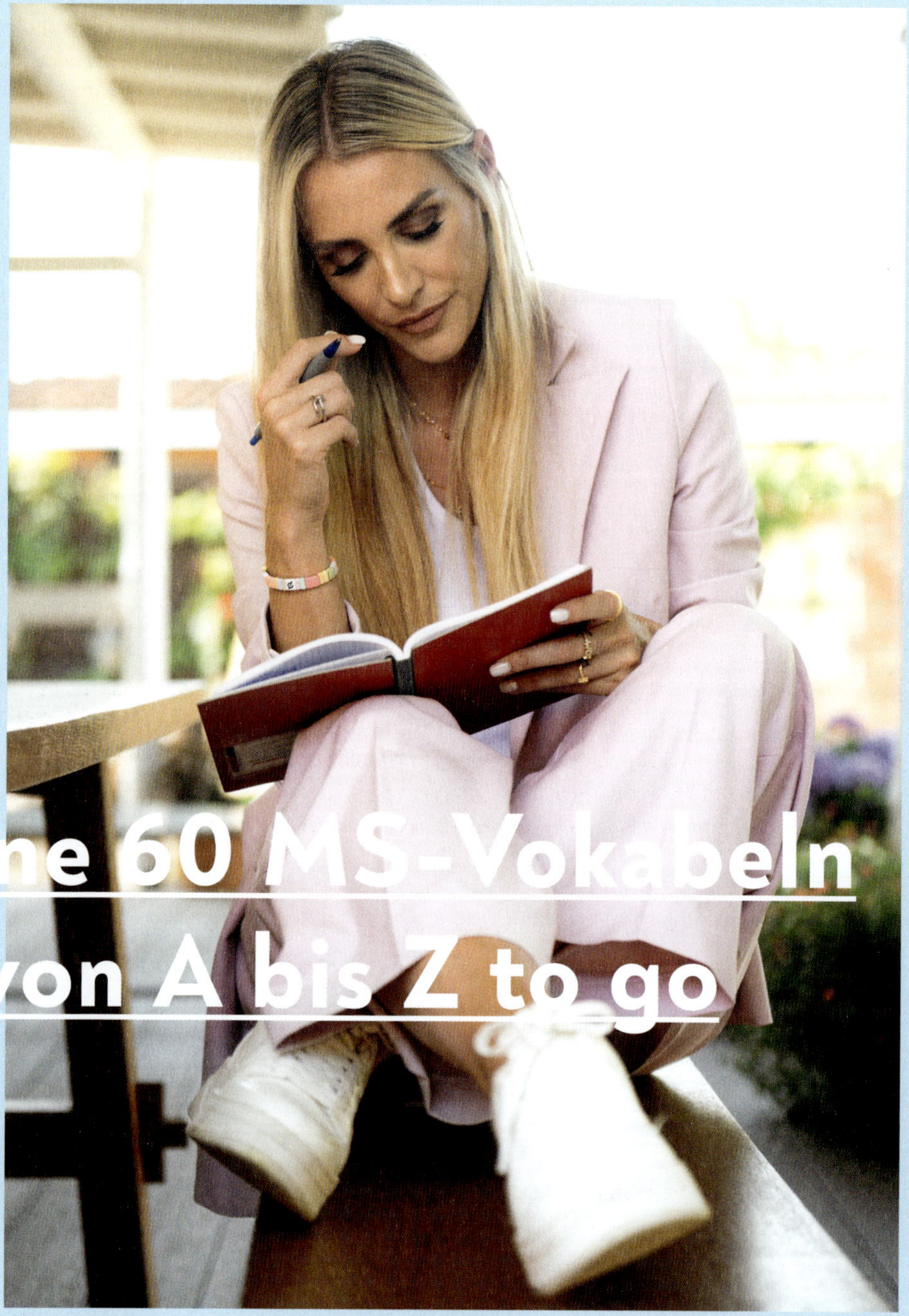

Deine 60 MS-Vokabeln von A bis Z to go

Um die Multiple Sklerose zu verstehen, braucht ihr bestimmte MS-Vokabeln. Denn ohne diese zumeist medizinischen, im Fall der MS aber auch biologischen Fachbegriffe sitzt ihr beispielsweise beim Arzt und könnt dessen Ausführungen zu eurer individuellen Form der MS, ihren Ursachen, ihrem Verlauf und ihrer Behandlung nur schwer folgen, selbst wenn dieser sich bemüht, nicht ausschließlich Ärztelatein mit euch zu sprechen. Die folgenden MS-Vokabeln to go könnt ihr euch aus dem Buch trennen: So habt ihr sie immer zur Hand, wenn ihr sie braucht.

Achtung: Mit dieser Liste erhebe ich nicht den Anspruch auf Vollständigkeit!

Von A bis Z: 60 MS-Vokabeln to go!

A

Antigen: Der Begriff »Antigen« ist die Kurzform des englischen Ausdrucks »*anti*body-*gen*erating«, auf Deutsch: »Antikörper erzeugend«. Bei einem Antigen handelt es sich um ein Molekül oder eine molekulare Struktur (Beispiele für Antigene sind Krankheitserreger wie Viren, Bakterien und Pilze), das oder die eine Reaktion des Immunsystems (siehe Seite 162) auslöst, wobei es sogenannte Antikörper (siehe nächster Absatz) bildet. Im Rahmen einer erworbenen Immunantwort (siehe Seite 162) binden sich die Antikörper an das jeweilige Antigen, das sie ausschalten sollen.

Antikörper werden auch Immunglobuline genannt und sind Eiweiße (Proteine), die das Immunsystem (siehe Seite 162) einsetzt, um sich gegen Antigene (siehe oben), also Krankheitserreger wie Viren, Bakterien und Pilze, zu wehren. Weiße Blutzellen, die sogenannten Plasmazellen, produzieren die Antikörper, sobald B-Lymphozyten (siehe Seite 159) auf die Erreger reagieren.

Autoimmun-, Autoimmunerkrankung: Bei einer Autoimmunerkrankung ist die sogenannte Selbsttoleranz des Körpers gestört: Das körpereigene Abwehrsystem (Immunsystem, siehe Seite 162) toleriert dabei nicht nur körperfremde Stoffe, sondern auch körpereigene nicht. Es bildet dann »irrtümlicherweise« nicht nur Antikörper (siehe

Seite 157) gegen Antigene (siehe Seite 157), sondern auch gegen körpereigene Stoffe. Die Autoimmunreaktion ähnelt der Immunreaktion gegen Krankheitserreger.

Axon nennt man den charakteristischen Fortsatz von Nervenzellen (Neuronen, siehe Seite 166), der elektrische Nervenimpulse vom Zellkörper weg leitet (Erregung). Das Axon ist in der Regel baumartig verzweigt, wobei die Verzweigungen in Synapsen enden, die die Verbindungsstellen zu anderen Zellen (Nerven-, Muskel-, Sinnes- oder Drüsenzellen) bilden. Axone besitzen oft eine Hülle aus sogenannten Gliazellen (Glia, siehe Seite 161): die Markscheide (siehe Seite 165). Axon und Hülle zusammen bilden die Nervenfaser.

B

Basistherapie werden medikamentöse Behandlungen genannt, die den Verlauf einer Erkrankung aktiv mit ihrer Langzeitwirkung beeinflussen können. Wirkt die Basistherapie nicht (mehr) ausreichend und bleibt auch der Wechsel auf ein anderes Basismedikament erfolglos, erfolgt die sogenannte Eskalationstherapie (siehe Seite 161). Bei einer schubförmig (siehe Seite 167) verlaufenden Multiple Sklerose (siehe Seite 165) kommen als Basistherapie entzündungshemmende und immunmodulierende Medikamente (Immuntherapien mit Immunmodulatoren oder Immunsuppressiva, siehe Seite 162) dauerhaft zum Einsatz. Sie helfen, die Zahl und die Intensität von Schüben (siehe Seite 167) zu mindern.

Blut-Hirn-Schranke: Sie hält einerseits das biochemische Milieu im Gehirn aufrecht, sodass dieses nahezu ungestört arbeiten kann, selbst dann, wenn beispielsweise der pH-Wert im Blut schwankt. Zudem findet über die Blut-Hirn-Schranke der Stoffwechsel statt: Wichtige Nährstoffe gelangen ins Gehirn, Abbauprodukte werden darüber ausgeschleust. Diese Funktion richtet sich demnach nach innen. Zum anderen wirkt die Blut-Hirn-Schranke als eine Barriere zwischen der Hirnsubstanz und dem Blut, die nur bestimmte Stoffe durchlässt. Auf diese Weise schützt die Blut-Hirn-Schranke das Gehirn vor schädlichen Substanzen wie Giftstoffen oder auch vor Krankheitserregern. Man geht heute davon aus, dass die Multiple Sklerose (siehe Seite 165) mit den ihr typischen Entzündungen diese Barrierefunktion »aufweicht«, sodass Blutbestandteile ins Hirngewebe gelangen. Mit einem MRT (siehe Seite 165) lassen sich Störungen der

Blut-Hirn-Schranke unter Gabe eines sogenannten Kontrastmittels (siehe Seite 163) sichtbar machen: Die Läsionen (siehe Seite 163) nehmen die Kontrastmittel auf und werden als »aktiver« Herd sichtbar.

Blutwäsche: Die sogenannte Blutwäsche ist eine kurzfristig wirkende Therapie, die zum Einsatz kommen kann, wenn die Kortisonstoßtherapie (siehe Seite 53) nicht wie erhofft wirkt. Das »Waschen« bezieht sich bei der Plasmapherese auf den Austausch des körpereigenen Blutplasmas mit körperfremdem Blutplasma oder mit dem im Blut befindlichen Eiweiß (Protein) Humanalbumin, um die Blutbestandteile zu entfernen, die bei der Multiplen Sklerose (siehe Seite 165) die Markscheiden (siehe Seite 165) der Axone (siehe Seite 158) der Neuronen (siehe Seite 166) angreifen und beschädigen.

B-Lymphozyten (auch B-Zellen genannt) entwickeln sich aus Vorläuferzellen des Knochenmarks. Sie sind an der Produktion körpereigener Abwehrstoffe (Antikörper, siehe Seite 157) beteiligt und bedeutend für das immunologische Gedächtnis (siehe Seite 162). B-Lymphozyten erkennen Antigene (siehe Seite 157) und können sich an diese binden. Sind auch andere Zellen des Immunsystems (siehe Seite 162) aktiviert, bilden die B-Zellen Antikörper (siehe Seite 157).

Borreliose ist eine Erkrankung, deren Ursache – Bakterien der Art *Borrelia burgdorferi* – von Zecken übertragen wird. Alternative Bezeichnungen sind Lyme-Borreliose oder Lyme-Krankheit. Die Borreliose verläuft variantenreich und befällt unter anderem die Haut, das Nervensystem (siehe Seite 166), die Gelenke und das Herz. Ist das Nervensystem betroffen, wird die Erkrankung auch Neuroborreliose genannt. Die Neuroborreliose verursacht auch eine Entzündung im Nervenwasser, führt aber in der Regel zu anderen Beschwerden als die MS (zum Beispiel Schmerzen, Gesichtslähmung).

C

chronisch, chronischer Verlauf: Der Begriff »chronisch« steht dafür, dass sich eine Erkrankung langsam, schleichend entwickelt und von langer Dauer ist. Eine Erkrankung ist dann chronisch, wenn sie – anders als eine akute Erkrankung – nicht nur lange anhält, sondern nur schwer oder gar unheilbar ist. Die Multiple Sklerose (siehe Seite 165) ist eine chronisch-entzündliche Erkrankung.

D

Demyelinisierung (Entmarkung) ist eine degenerative Zerstörung der Myelinscheiden (siehe Seite 165) der Axone (siehe Seite 158) des zentralen Nervensystems (ZNS, siehe Seite 170) und des peripheren Nervensystems (PNS).

Diagnostik ist die Summe aller Untersuchungen, die Mediziner vornehmen, um eine Diagnose zu erstellen, also eine Krankheit festzustellen. Zur Diagnose der Multiplen Sklerose (siehe Seite 165) müssen die Kriterien der »räumlichen« und »zeitlichen« Dissemination (Verbreitung) erfüllt sein. Das heißt, dass die Läsionen (siehe Seite 163) im Gehirn und/oder Rückenmark sowohl in Raum als auch in Zeit getrennt sind. Das trifft dann zu, wenn die »Flecken« in bestimmten Regionen von Gehirn und Rückenmark verteilt sind und sich – zumindest bei einem schubförmigen Verlauf der MS – neue Läsionen nachweisen lassen. Das gelingt, indem man ein vorheriges mit einem nachfolgenden MRT (siehe Seite 165) vergleicht und sich dort mehr »Flecken« zeigen als zuvor oder wenn ein MRT sowohl Läsionen zeigt, die Kontrastmittel (siehe Seite 163) aufnehmen, als auch solche, die das nicht (mehr) tun. Auch die Nervenwasseruntersuchung kann man zum Nachweis der zeitlichen Dissimination heranziehen.

DNS steht für Desoxyribonukleinsäure (auf Englisch: *deoxyribonucleic acid*, kurz: DNA). Die DNS ist eine Nukleinsäure, die die Erbinformation von Lebewesen enthält.

E

Elektrophysiologische Messungen sind bei der Diagnosestellung und beim Überwachen (Monitoring) des Verlaufs der Multiplen Sklerose (siehe Seite 165) von großer Bedeutung. Denn nur damit lässt sich nachweisen, ob es im Bereich der untersuchten Nervenleitung eine Verzögerung der Erregungsleitung infolge einer Demyelinisierung (siehe Seite 160) gibt. Mit sogenannten evozierten Potenzialen setzt man dazu einen Reiz und prüft am Ende der Nervenbahn, ob und gegebenenfalls wann das Signal dort ankommt. Befindet sich auf dem Weg der Nervenleitung eine MS-typische Läsion (siehe Seite 163) mit zerstörter Isolation, kommt das Signal später, gar nicht und/oder mit verminderter Signalstärke an.

Epstein-Barr-Virus (EBV): Damit infizieren sich mehr als neun von zehn Menschen im Laufe ihres Lebens. Meist geschieht die Infektion mit dem EBV im jungen Kindesalter und verläuft symptom- und folgenlos. Die Infektion kann akut als Pfeiffer'sches Drüsenfieber (Mononukleose) oder chronisch verlaufen. Eine Studie belegte den Zusammenhang von Multipler Sklerose und dem EBV: Ohne EBV gibt's demnach keine Multiple Sklerose (siehe Seite 165). Aber: Das EBV allein macht noch keine MS.[18]

Eskalationstherapie nennt man bei der Multiplen Sklerose (siehe Seite 165) das Erweitern der immunmodulatorischen Therapie auf die nächste Stufe, nachdem die Basistherapie (siehe Seite 158) nicht (mehr) ausreichend wirkt.

F

Fatigue heißt ein Syndrom, also eine Ansammlung verschiedener Anzeichen (Symptome), das mit verschiedenen chronischen (siehe Seite 159 f.) Erkrankungen, darunter auch die Multiple Sklerose (siehe Seite 165), einhergeht. Die Fatigue steht für eine außergewöhnliche, krankhafte Müdigkeit, Energielosigkeit und/oder Erschöpfung. Sie lässt sich nicht mit herkömmlicher Erholung wie Schlaf ausgleichen. Verbunden mit der Fatigue sind häufig Symptome wie Schwäche, Konzentrationsstörungen, Motivationsmangel, Schlafstörungen, Reizbarkeit.

G

Gliazellen bilden das Stützgewebe des Nervensystems (siehe Seite 166).

I

Immunantwort (auch Immunreaktion genannt): Damit ist die Reaktion des Immunsystems (siehe unten), also des körpereigenen Abwehrsystems, auf mögliche Gefahren seitens eines ihm fremden oder bekannten Antigens (siehe Seite 157) gemeint.

Immunologisches Gedächtnis: Das immunologische Gedächtnis wird von den Lymphozyten getragen. Hierzu gehört das zelluläre (T-Lymphozyten) und das humorale Gedächtnis (B-Lymphocyten). Lymphozyten (siehe Seite 165) wandeln sich bei einer Abwehrreaktion des Immunsystems (siehe unten) in Gedächtniszellen um. Kommt es zu einer erneuten Reaktion mit dem Antigen (Erreger), »erinnert« sich das immunologische Gedächtnis wieder daran und die Vermehrung von spezifischen Lymphozyten und Produktion der Antikörper (siehe Seite 157) erfolgt schneller, sodass auch die Infektion schneller bekämpft wird.

Immunsuppressiva sind Medikamente, die das Immunsystem (siehe unten) in seiner Funktionalität unterdrücken, indem sie es entweder nur schwächen oder komplett außer Kraft setzen.

Immunsystem: Das Immunsystem ist das körpereigene Abwehrsystem gegen Antigene (siehe Seite 157), also fremde Stoffe und Erreger von Krankheiten (Viren, Bakterien, Pilze).

Immunzellen sind Körperzellen, die vermehrt bei Abwehrreaktionen des Körpers (Immunantwort, Immunreaktion, siehe oben) zum Einsatz kommen. Sie sind Teil des zellulären Immunsystems (siehe oben).

Interferone (IFN) nennt man Zytokine. Das sind regulatorische Peptide (Moleküle aus Aminosäuren) oder Eiweiße (Proteine), die fürs Übertragen von Signalen zwischen den Zellen wichtig sind, die eine das Immunsystem (siehe oben) modulierende Wirkung haben. Interferone werden von verschiedenen Körperzellen gebildet. Gentechnisch hergestelltes Interferon-beta kommt bei der Behandlung der Multiplen Sklerose (siehe Seite 165) zum Einsatz.

K

Kernspintomografie (KST), auch Magnetresonanztomografie (MRT) genannt, ist ein bildgebendes Verfahren zur Diagnostik. Umgangssprachlich wird diese Art von Schnittbildverfahren auch nur kurz »Kernspin« genannt. Für das KST macht man sich das physikalische Prinzip zunutze, dass Atomkerne mit ungerader Protonen- oder Neutronenzahl einen Eigendrehimpuls (sogenannter Spin) besitzen, der sie zu winzigen Magneten macht. Am besten geeignet für dieses Darstellungsverfahren ist das Wasserstoffatom. Das KST liefert daher insbesondere von wasserhaltigen Geweben wie Gehirn und Rückenmark sehr genaue und differenzierte Darstellungen.

Kleinhirn *(Cerebellum)* ist der Teil des Gehirns, der für den flüssigen Bewegungsablauf verantwortlich ist. Das Kleinhirn kontrolliert somit das Gleichgewichtsgefühl und die Koordination. Außerdem ist es seine Aufgabe, das Aufrechterhalten eines normalen Muskeltonus zu kontrollieren.

Kontrastmittel kommen im Rahmen der Magnetresonanztomografie (MRT, siehe Seite 165) zum Einsatz, um anatomische Strukturen darzustellen.

L

Läsion steht für »Schaden«, »Verletzung«, »Störung« oder »krankhafte (pathologische) Veränderung«. Läsionen können die Folge einer Erkrankung sein. Im Fall der MS werden die »multiplen« Entzündungsherde beziehungsweise Schäden im Gehirn und/oder Rückenmark als Läsionen bezeichnet, die infolge derselben entstehen und mithilfe von KST (siehe oben) und MRT (siehe Seite 165) sichtbar gemacht werden können.

Leitlinien sind wissenschaftliche, an der Praxis orientierte Handlungsempfehlungen. Es gibt sie oft sowohl für Behandler als auch für Patienten. Die Leitlinien unterliegen einer systematischen und transparenten Weiterentwicklung. So entsprechen sie dem aktuellen Kenntnis- und Erfahrungsstand. Medizinische Leitlinien sollen den aktuellen Stand der Wissenschaft zu einer Erkrankung und zu ihrer Behandlung dokumentieren.

Behandlern dienen sie als Hilfe bei der Entscheidung in spezifischen Situationen. Wichtig: Sie sind rechtlich nicht bindend. Und sie begründen weder eine Haftung noch eine Haftungsbefreiung.

Leukopenie: Erniedrigung der Leukozyten

Leukozyten sind die weißen Blutkörperchen. Davon gibt es zwischen 3000 und 10 000 Zellen pro Mikroliter (µl) Blut. Die Leukozyten sollen vor allem Bakterien abwehren. Enthält das Blut zu wenig weiße Blutkörperchen, spricht man von einer Leuko(zyto)penie. Bei weniger als 2000 Zellen pro Mikroliter Blut erhöht sich das Risiko für Infekte.

Liquor ist das lateinische Wort für »Flüssigkeit«. In der Medizin versteht man darunter verschiedene klare Flüssigkeiten des Körpers, darunter auch die farblose Gehirn- und Rückenmarksflüssigkeit *(Liquor cerebrospinalis)*, die umgangssprachlich auch Gehirnwasser, Hirnwasser oder Nervenwasser genannt wird. Sie umgibt das Gehirn und das Rückenmark und schützt beide vor Erschütterungen. Bei der MS häufen sich bestimmte Eiweiße (Proteine) und Entzündungszellen im Liquor an.

Lumbalpunktion: Bei diesem diagnostischen Verfahren wird mit einer speziellen Hohlnadel im Bereich der Lendenwirbelsäule (in der Regel aus einem Wirbelzwischenraum zwischen dem dritten und fünften Lendenwirbel) eine kleine Menge Hirn- oder Rückenmarksflüssigkeit (Liquor, siehe oben) aus dem Wirbelkanal (Spinalkanal) entnommen.

Lymphknoten sind Teil des körpereigenen Abwehrsystems (Immunsystem, siehe Seite 162). Menschen haben zwischen 300 bis 700 Lymphknoten. Sie fungieren als eine Art »Filterstation« für das Gewebswasser (Lymphe) und gehören zum Lymphsystem. Jeder einzelne Lymphknoten nimmt die Lymphe einer bestimmten Körperregion auf und filtert diese. Der gefilterte Körperbereich heiß *tributäres Gebiet*, der dafür zuständige Lymphknoten ist der *regionäre Lymphknoten*.

Lymphozyten gehören zu den Leukozyten (siehe Seite 164) und sollen vor allem Viren abwehren. Davon gibt es im Blut zwischen 1000 und 3000 Zellen pro Mikroliter (µl). Erniedrigte Lymphozytenzahlen werden häufig bei den Immuntherapien beobachtet. Bei manchen Medikamenten erhöht dies das Risiko für Infektionen.

M

Markscheide (auch Myelinscheide genannt) ist die Bezeichnung der Hülle, die das Axon (siehe Seite 158) der Nervenzelle (Neuron, siehe Seite 166) in mehreren Schichten, ähnlich wie ein mehrfach drum herum geklebtes Klebeband, umgibt. Sie besteht aus einer fettreichen (lipidreichen) und eiweißreichen (proteinreichen) Struktur und sorgt dafür, dass Reize schnellstmöglich weitergeleitet werden. Das Myelin isoliert das Axon und schützt es so vor äußeren Einflüssen (mechanischer Schutz) und vor elektrischen Signalen anderer Nervenzellen. Zugleich versorgt die Myelinscheide das Axon mit Energie.

MRT steht für Magnetresonanztomografie (auch Kernspintomografie) beziehungsweise Magnetresonanztomograf und Magnetresonanztomogramm. Ersteres ist ein bildgebendes, diagnostisches Verfahren, mit dessen Hilfe die für die Multiple Sklerose (siehe Seite 165) typischen Schäden (Läsionen, siehe Seite 163, beziehungsweise Narben, siehe Seite 166) im Nervengewebe von Gehirn und/oder Rückenmark sichtbar gemacht werden können. Der Magnetresonanztomograf ist das zugehörige Gerät, umgangssprachlich auch »Röhre« genannt.

Multiple Sklerose (MS) ist eine chronisch (siehe Seite 159 f.) verlaufende, entzündliche und demyelinisierende (siehe Seite 160) Erkrankung des zentralen Nervensystems (ZNS, siehe Seite 170).

Myelinscheide: siehe Markscheide (siehe oben)

N

Narben ist ein anderer Begriff für die für die Multiple Sklerose (siehe Seite 165) typischen Läsionen (siehe Seite 163) im Gehirn und/oder Rückenmark. Sie entstehen, weil das Immunsystem (siehe Seite 162) die Markscheiden (siehe Seite 165) der Axone (siehe Seite 158) in der grauen und weißen Substanz des zentralen Nervensystems (ZNS, siehe Seite 170) in Gehirn und Rückenmark angreift und dort Entzündungen hervorruft. Klingt die akute Entzündung ab, kommt es zur Verhärtung des dortigen Gewebes, es bildet sich faseriges Narbengewebe, das die Übertragung der Informationen via Nervenimpuls fortan stört.

Nervensystem wird das System an vernetzten Nervenzellen (Neuronen, siehe unten) und Gliazellen (siehe Seite 161) eines Organismus genannt. Seine Aufgabe ist die Wahrnehmung, Verarbeitung und Steuerung von Reizen.

Neuron ist der altgriechische Begriff für Nervenzelle. Das ist eine Körperzelle, die darauf spezialisiert ist, als Erregungsleitung zu fungieren, um Erregungen zu übertragen. Das Neuron besteht aus dem Zellkörper und Zellfortsätzen, sogenannte Dendriten oder Neuriten (auch Axon genannt, siehe Seite 158).

P

Plasmapherese: siehe Blutwäsche (siehe Seite 159)

Primär-progredient verläuft die Multiple Sklerose (siehe Seite 165), wenn sie von Beginn an schleichend fortschreitet – ohne dass Schübe (siehe Seite 167) auftreten. Die primär-progrediente Verlaufsform der MS (auch PPMS) ist die seltenere Form der chronischen (siehe Seite 159 f.) entzündlichen Erkrankung.

R

Remyelinisierung: Die bei der für die Multiple Sklerose (siehe Seite 165) typischen durch Demyelinisierung (siehe Seite 160) entstandenen Schäden an den Markscheiden (siehe Seite 165) der Axone (siehe Seite 158) der Nervenzellen (Neuronen, siehe Seite 166) von Gehirn und/oder Rückenmark können sich im Zuge einer Remyelinisierung zurückbilden. Das geschieht in der frühen Phase der Erkrankung eher. Dabei werden die Markscheiden wieder aufgebaut, sodass sich auch die neurologischen Ausfälle zurückbilden – wobei die Markscheiden dünner als ursprünglich ausfallen.

Rezeptoren sind in der Biochemie molekulare Zellstrukturen (zumeist Proteine oder Proteinkomplexe), an die ein sogenanntes Signalmolekül oder ein Mikroorganismus (zum Beispiel ein Virus) nach dem Schlüssel-Schloss-Prinzip passgenau andocken kann. Bei der Multiplen Sklerose (siehe Seite 165) spielt unter anderem der Rezeptor EBI2, ein sogenannter G-Protein-Rezeptor, eine Rolle, der auf den körpereigenen T-Zellen (siehe Seite 168 f.) sitzt und diesen hilft, die Blut-Hirn-Schranke (siehe Seite 158 f.) zu überwinden.

S

Schub beziehungsweise Krankheitsschub nennt man eine Zeitspanne während einer fortlaufenden Erkrankung, in der sich die Anzeichen (Symptome) derselben mehren und/oder verstärken. Die Zeit zwischen Schüben nennt man schubfreie Zeit. Ein Schub sorgt häufig für ein schnelleres und/oder stärkeres Fortschreiten der Erkrankung. Die Multiple Sklerose (siehe Seite 165) ist eine Krankheit, die großteils schubartig verläuft.

Schubtherapie nennt man die Maßnahmen zur Behandlung (Therapie) eines akuten Schubs (siehe oben) der Multiplen Sklerose (siehe Seite 165).

Sekundär-progredient verläuft die Multiple Sklerose (siehe Seite 165), wenn sich die Zahl der Schübe (siehe oben) eines schubförmigen Verlaufs mindert und sich der Gesundheitszustand der Betroffenen fortan schleichend verschlechtert. Es handelt sich dann um eine sekundär-progrediente MS (SPMS) – der Großteil der MS-Erkrankungen hat diesen Verlauf.

Sensibilität ist die Fähigkeit, unterschiedliche Empfindungen (Gefühle) wahrzunehmen, kurz: Gefühle zu fühlen. Verantwortlich für diese komplexe Fähigkeit ist das Nervensystem (siehe Seite 166).

Sensomotorik meint das Zusammenspiel von *Senso*rik (Reizaufnahme) und Bewegung (Motorik) als Antwort auf den Reiz.

Sklerosiertes Gewebe ist Gewebe, das sich verdichtet. Bei der Multiplen Sklerose (siehe Seite 165) bilden sich infolge der multiplen Entzündungen (Entzündungsherde) im Gehirn und/oder Rückenmark Verdichtungen/Verhärtungen (sogenannte Narben, siehe Seite 166).

Spastik ist ein erhöhter Spannungszustand (Tonus) einer Körperstruktur wie Muskeln. Er tritt infolge von Schäden des zentralen Nervensystems (ZNS, siehe Seite 170) auf. Ein Großteil der von Multipler Sklerose (siehe Seite 165) Betroffenen erlebt eine Spastik, bei der sich typischerweise Muskeln verhärten und versteifen, was die Beweglichkeit, die Koordination und das Gleichgewicht beeinträchtigt.

Symptomatische Therapie meint das Behandeln (Therapieren) der typischen Beschwerden, die die Multiple Sklerose (siehe Seite 165) mit sich bringt, darunter Fatigue (siehe Seite 161). Dabei greift die Medizin sowohl auf Medikamente als auch auf physio- und ergotherapeutische Maßnahmen zurück.

T

T-Zellen oder **T-Lymphozyten** sind Teil der körpereigenen Abwehr (Immunsystem, siehe Seite 162). Ihre Aufgabe ist die Erkennung von Antigenen (siehe Seite 157), sodass eine Abwehrreaktion (Immunreaktion oder Immunantwort, siehe Seite 162) eingeleitet wird. Bei der Multiplen Sklerose (siehe Seite 165) sind die T-Zellen fehlgeleitet.

U

Uhthoff-Phänomen oder **Uhthoff-Syndrom** nennt man es, wenn sich die für die Multiple Sklerose (siehe Seite 165) typischen Anzeichen (Symptome) unter dem Einfluss von Wärme (Hitze) vorübergehend verschlechtern. Ein Großteil der MS-Patienten erlebt das Uhthoff-Phänomen. Der Grund: Die bei der MS typischerweise geschädigten Nerven reagieren häufiger als gesunde Nerven auf Hitze von außen (Wetter) oder innen (erhöhte Körpertemperatur, zum Beispiel infolge von sportlicher Aktivität oder Fieber).

V

Vegetatives Nervensystem (VNS) – der Teil des Nervensystems (siehe Seite 166), der sich kaum willkürlich kontrollieren lässt. Stattdessen verhält sich das vegetative Nervensystem autonom. Es wird daher auch autonomes Nervensystem (ANS) genannt. Alternative Bezeichnungen sind viszerales Nervensystem oder idiotropes Nervensystem. Das VNS kontrolliert sogenannte Vitalfunktionen, also essenzielle (lebenswichtige) Körperfunktionen, zum Beispiel die Atmung, die Verdauung, die Harnwege und den Stoffwechsel. Die Multiple Sklerose (siehe Seite 165) kann mit Störungen des vegetativen Nervensystems einhergehen (zum Beispiel Blasen- oder Erektionsstörungen).

Vitamin D ist der Name einer Gruppe fettlöslicher Vitamine, die sogenannten Calciferole. Zu den wichtigsten Formen zählen das Vitamin D_2 (Ergocalciferol) und das Vitamin D_3 (Cholecalciferol). Vitamin D ist am Knochenstoffwechsel beteiligt. Es unterstützt unter anderem die Aufnahme (Resorption) von Kalzium und Phosphat aus dem Darm sowie deren Einbau in den Knochen. Vitamin D hat damit eine Schlüsselrolle bei der Knochenmineralisierung. Vitamin D hat zudem Anteil an weiteren Stoffwechselvorgängen, an der Bildung von Eiweißen (Proteinen) und an der Steuerung vieler Gene. Es wird vermutet, dass die Vitamin-D-Versorgung und chronische Krankheiten zusammenhängen.

Z

Zentrales Nervensystem (ZNS), auch Zentralnervensystem genannt, meint die Nervenstrukturen im Gehirn und im Rückenmark, die für die zentrale Reizverarbeitung zuständig sind. Im ZNS wird zudem die willkürliche Motorik ausgelöst, mit der der Mensch gezielt auf Reize reagiert. Es ist darüber hinaus der Ort des bewussten und unbewussten Denkens. Man unterteilt das Nervengewebe in eine weiße und eine graue Substanz. Spannend: Im Gehirn befindet sich die graue Substanz außen, während sie im Rückenmark innen liegt. Die graue Substanz besteht vorwiegend aus den Zellkörpern (sogenannte Somata) der Nervenzellen (Neuronen, siehe Seite 166). Die weiße Substanz besteht analog vorwiegend aus den Nervenzellfortsätzen (sogenannte Axone, siehe Seite 158). Das sind die zwischen den Nervenzellen verlaufenden Leitungsbahnen. Wichtig: In der weißen Substanz finden sich allerdings auch vereinzelte Ansammlungen von Nervenzellkörpern (sogenannte Kerne beziehungsweise Kerngebiete).

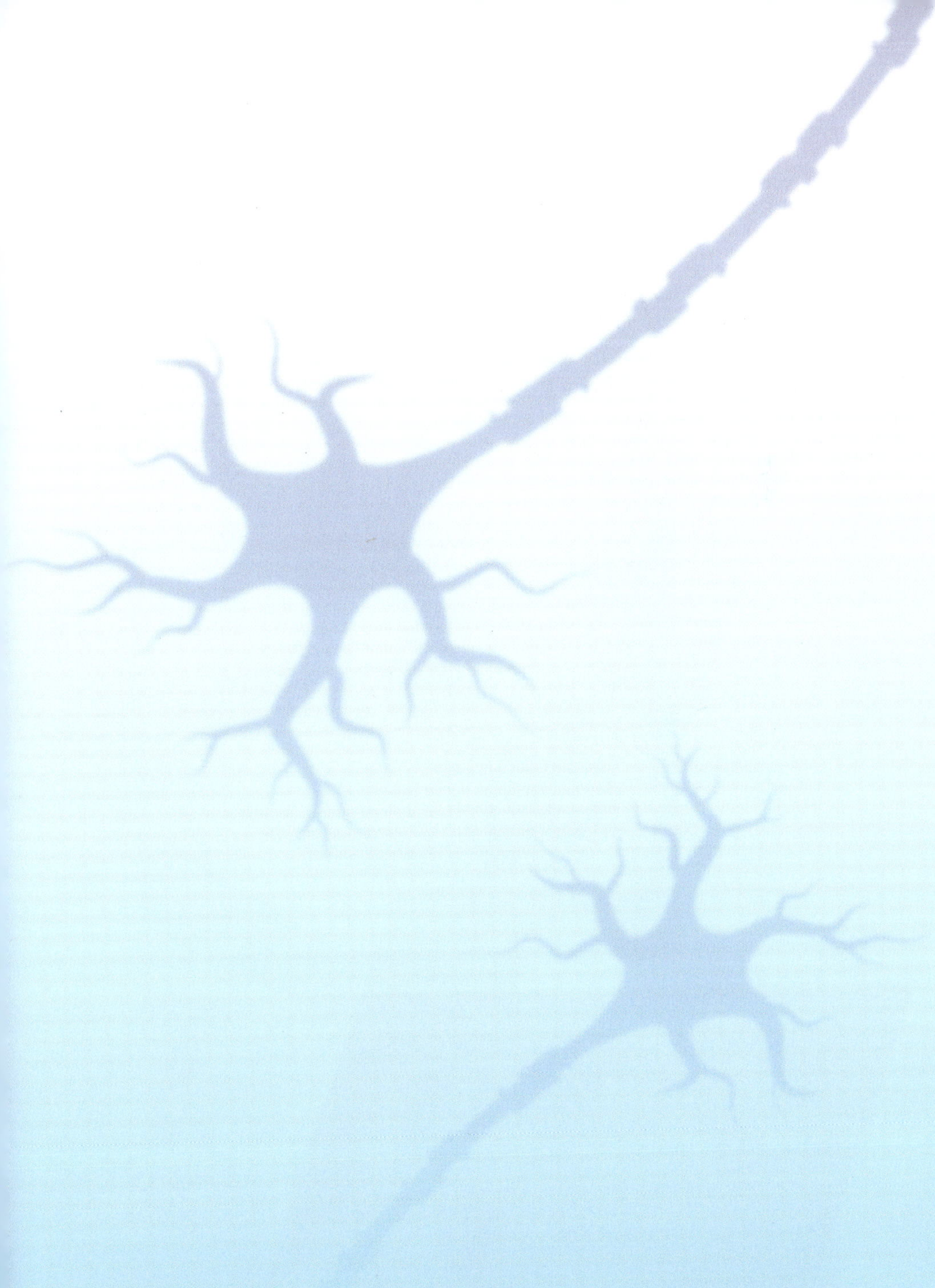

Schlusswort

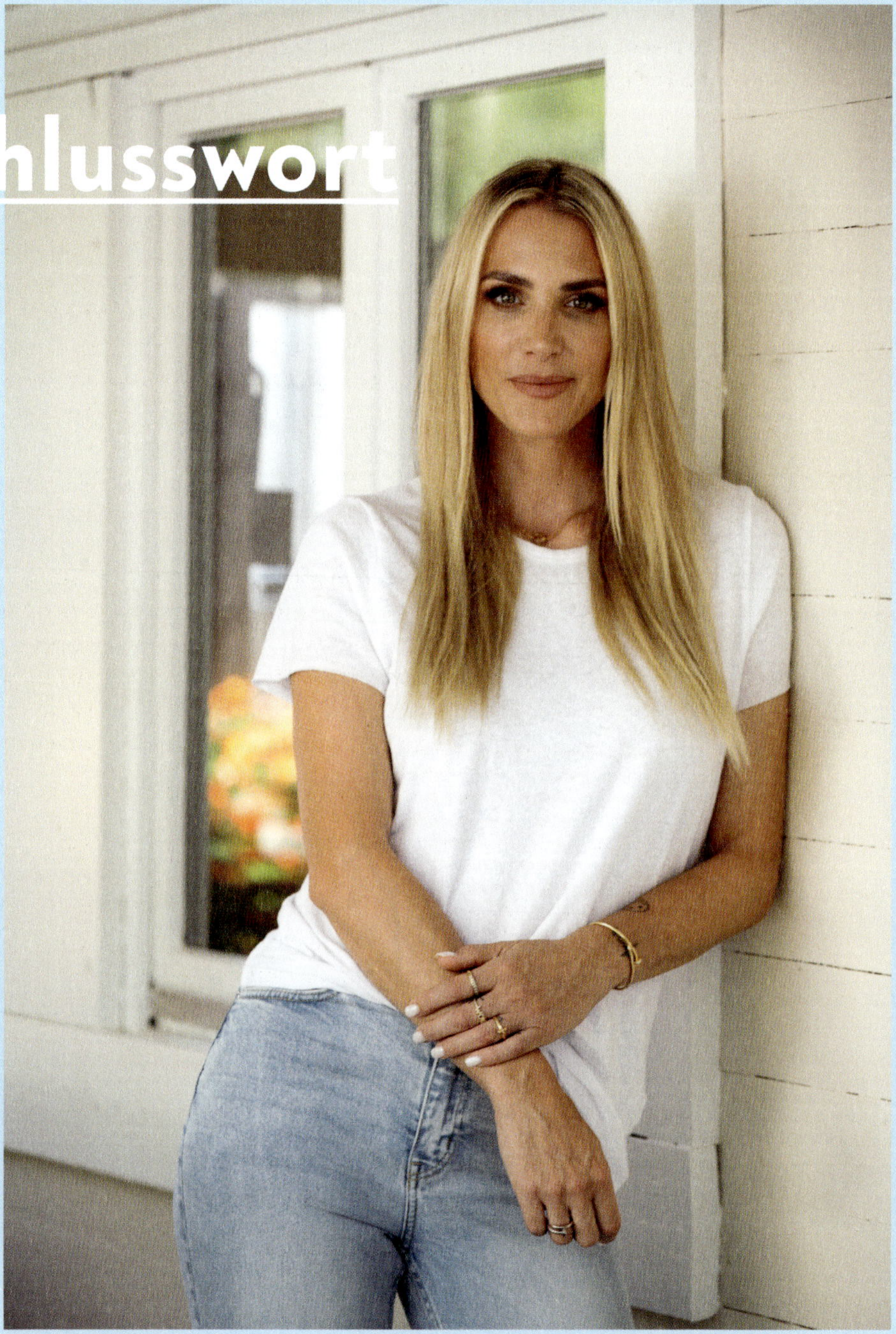

Bei Erscheinen dieses Buches stecke ich mitten in meinem neunten Jahr mit Multipler Sklerose. Zeit für eine Zwischenbilanz.

Wie es mir heute geht: Im neunten Jahr mit MS

Die MS ist ein Dauergast in meinem Körper. Ich kann sie immer noch nicht leiden und sehe sie nach wie vor als ungebetenen Eindringling in mein Leben. Und auch wenn ich sie heute nicht (mehr) als Feindin empfinde, steht für mich eines fest: Freundinnen werden wir zwei in diesem Leben nicht mehr. Denn was die MS mit mir gemacht hat und immer wieder macht – sich ungefragt in alles einmischt, was mir lieb und wichtig ist, und weil sie mir sowohl in vielen alltäglichen als auch in ganz besonderen, weil seltenen Momenten einen dicken Strich durch die Rechnung macht –, das tun Freundinnen einander nicht an.

Ich bin froh, dass ich trotz der anhaltenden, wiederkehrenden und neu auftauchenden MS-typischen Symptome inzwischen wieder einen recht guten Draht zu meinem Körper habe. Die teilweise nach der Diagnose herrschende Funkstille zwischen uns hatte unser Verhältnis arg belastet. Ich habe meinen Körper neu kennen- und verstehen gelernt – und liebe ihn für seine Leistung, Ausdauer und Belastbarkeit. Ich bin ihm dankbar, dass er mich durch den Alltag mit MS begleitet und mir das Ausbrüten zweier wunderbarer Kinder gewährte.

Doch ich will hier auch nichts beschönigen: Ich habe seit dem fulminanten Auftritt meiner MS im Dezember 2015, bei dem sie mir eine halbseitige Lähmung bescherte, nie wieder die körperliche Leistungsfähigkeit zurückerlangt, die ich zuvor für selbstverständlich hielt. Ich kann bis heute nicht so locker mit der Hand schreiben wie vor der MS und muss beim Sport, der mir als ehemalige Leistungssportlerin noch immer sehr viel bedeutet, enorme Abstriche machen. Die Empfindungsstörungen sind allgegenwärtig, das »Ameisenkribbeln« schon fast normal. Meine Blase versetzt mich immer öfter in Alarm – das unangenehme Gefühl, plötzlich an einer Blasenentzündung zu leiden und, egal wo, sofort eine Toilette aufsuchen zu müssen, zerrt an meinen Nerven. So was kann ich weder auf Sendung noch unterwegs mit der Familie gebrauchen!

Mit meiner MS ist das Leben, was es ist: ein Kraftakt. Aber: Ich laufe meine Bahn und bestimme das Tempo immer noch selbst!

Ich fühle mich medizinisch in den besten Händen – und danke noch heute dem Universum dafür, dass es mich an diesem Mittwoch im Dezember 2015 ins Klinikum rechts der Isar brachte, wo ich in Prof. Dr. Hemmers Klinik landete. Mit ihm und seinem Team an der Seite habe ich schon so manche unvorhersehbare Hürde auf dieser MS-Marathonstrecke genommen. Und ich bin froh und dankbar, dass der Professor mich auch auf diesen Buchseiten begleitet hat. Auf seinen fachmännischen Ausblick in eine Zukunft mit MS bin ich sehr gespannt ...

Zukunftsaussichten mit MS: Was können wir MS-Patienten erwarten, Prof. Dr. Hemmer?

»Die Zahl der MS-Patienten weltweit wächst stetig. In den Forschungslaboren auf der ganzen Welt werden vielversprechende Ansätze verfolgt.

Wir MS-Mediziner erhoffen uns viel vom sogenannten Reboot (auf Deutsch: ›Neustart‹) des Immunsystems zum Beispiel in Form einer Stammzelltransplantation[19]: Dabei soll das fehlleitende Immunsystem des MS-Patienten – analog zum Rebooten eines Computers – heruntergefahren und neu programmiert wieder hochgefahren werden. Zur Anwendung kommt dazu eine sogenannte autologe Blutstammzelltransplantation, bei der man blutbildende Stammzellen aus dem Knochenmark des MS-Patienten entnimmt, diese einer Chemotherapie unterzieht, um das Knochenmark und mit ihm auch die fehlerhaft programmierten Immunzellen zu vernichten. Anschließend gibt man dem MS-Patienten die entnommenen blutbildenden Stammzellen zurück, damit diese ein neues fehlerfrei funktionierenden Immunsystem reifen lassen. Eine solche autologe Knochenmarkstransplantation ist (noch) nebenwirkungsreich und auch mit Risiken behaftet. Auch wenn es selten ist, kann es geschehen, dass das Neureifen des Immunsystems misslingt. Die betroffenen MS-Patienten stehen dann ohne körpereigenes Abwehrsystem schutzlos allen Erregern gegenüber – und das ist lebensgefährlich. Aus diesem Grund wird das Verfahren bisher nur in Ausnahmefällen bei Patienten mit äußerst schweren MS-Verläufen angewandt. Weitere Forschungen könnten diese Therapie sicherer machen und zu einer breiteren Anwendung führen.

Großer Nachholbedarf besteht zudem bei dem Verständnis dafür, welche Faktoren die Neurodegeneration, also die schleichende Verschlechterung der Multiplen Sklerose, beeinflussen, die, wenn auch nicht bei allen, so doch bei einem signifikanten Teil der MS-Patienten auftritt. Es gilt für uns forschende Mediziner herauszufinden, warum die Degeneration geschieht, wie man sie frühzeitig aufhalten und bestenfalls ganz verhindern kann. Dazu müssten wir einerseits die Entzündung in Gehirn und Rückenmark ausbremsen und andererseits dort auch direkt wirksame Strategien finden, die die frühzeitige Alterung der Gehirnzellen verhindern.

Es gibt viel zu tun, aber ich sehe hoffnungsvoll nach vorn: Das rasante Tempo, in dem die MS-Forschung voranschreitet, wird positive Entwicklungen für die Diagnose und Therapie der Multiplen Sklerose bringen. Das Leben mit MS wird leichter werden, davon bin ich überzeugt.«

Das sind doch gute Aussichten!

Warum ich gerne Versuchskaninchen bei MS-Studien bin

Ich selbst mache bereits seit Tag zwei, nach dem ich meine Diagnose erhalten hatte, an wissenschaftlichen Studien zur Multiplen Sklerose mit. Damals schon hatte mich eine der Ärztinnen im Praktikum aus dem MS-Team um Prof. Dr. Hemmer direkt gefragt, ob ich mich für eine sogenannte Kohortenstudie zur Verfügung stellen würde.

Eine **Kohortenstudie** ist eine Langzeitstudie, in deren Rahmen eine definierte Patientengruppe, die sogenannte Kohorte, über einen bestimmten Zeitraum hinweg beobachtet wird. Das Ziel einer Kohortenstudie ist es, zu untersuchen, wie viele Personen eine bestimmte Krankheit beziehungsweise Symptome derselben entwickeln.

Ich sagte sofort zu. Die klinischen Studien, an denen ich seitdem teilnehme, finden innerhalb von nationalen und internationalen Forschungsprojekten statt. Mir war und ist die Teilnahme daran sehr wichtig, dafür nehme ich auch Extratermine in Kauf. Mir ist klar, dass ohne das aktive Zutun von uns MS-Patienten solche Studien gar nicht möglich wären. Denn die Forscher brauchen von uns eine Vielzahl medizinischer Daten, MRT-Bilder sowie Blut- und Liquorproben.

Ich erklärte mich zur Teilnahme an MS-Studien auch deshalb sofort bereit, weil ich einen aktiven Beitrag leisten wollte, die MS zu erforschen und nahbarer zu machen – für mich und andere MS-Betroffene sowie für die Menschen in unserem Umfeld. Wobei mir schon klar ist, dass der Eigennutz eher geringer ausfällt und nachfolgende MS-Patienten hoffentlich mehr davon haben werden, wenn die Wissenschaftler auch anhand meiner Studiendaten bessere Aussagen zu Verlauf und mehr der MS machen können. Ich gab also gleich noch im Krankenhaus die Erlaubnis, meine DNA zu Forschungszwecken offenzulegen. Und seitdem bin ich als Versuchskaninchen aktiv.

Seit dem Ende der Reha nach meinem ersten Schub zeige ich den forschenden Medizinern im Rahmen der Kohortenstudie regelmäßig immer wieder, wie reaktionsschnell ich bei einem speziellen Steckspiel mit meinen Händen bin. Ein Sehtest soll ihnen offenbaren, wie meine Augen sich unter der MS entwickeln, und ein Konzentrationstest, wie gut ich mich konzentrieren kann. Beim Konzentrationstest muss ich zum Beispiel auf Zeit die auf einem Blatt Papier gezeichneten Umrisse von Tieren benennen, die jedoch – very tricky! – mit jeweils einer anderen Tierart beschriftet wurden. Ich sehe also den Umriss einer Kuh und in deren Körper steht »Schaf«. Beim Gedächtnistest bekomme ich eine Minute, um mir 20 Begriffe zu merken. Anschließend muss ich zeigen, wie viele von den Begriffen ich mir gemerkt habe. Das Ganze wird dann gleich noch einmal mit neuen Begriffen wiederholt. Außerdem gibt es noch einen ganz fürchterlichen Rechentest – ich hasse den!

Der fühlt sich für mich an wie das Eckenrechnen in der Grundschule, wo ich Malaufgaben ganz schnell im Kopf lösen musste und vor der ganzen Klasse laut sagen musste, was ich raushatte. Boah, ich hatte so eine krasse Matheschwäche und dieses Gefühl jetzt immer wieder zu erleben, das ist schon stressig für mich.

Ich bekomme beispielsweise anderthalb Minuten Zahlen vorgesagt, die ich aufsummieren soll. Hinzu kommen 50 Fragen zur Selbsteinschätzung, die ich beantworten muss. Als Ergebnis dieser Tests erhalte ich regelmäßig ein Update zu meiner MS – bislang hat sich nix verschlechtert – außer, dass sich von Mathetest zu Mathetest meine Angst immer mehr verstärkt. Mir bricht allein beim Schreiben darüber der Schweiß aus. Aber was tue ich nicht alles für die Wissenschaft!

Über aktuelle Studien informieren in der Regel die Websites der MS-Zentren. Dort findet ihr auch Kontaktdaten, falls ihr an einer klinischen Studie teilnehmen wollt.

***

So, meine Lieben. Ich habe alles gesagt, was ich euch mit auf den Weg geben möchte. In dem Flyer zum Paten-Programm Team MS, das ich euch im Kapitel »Mein MS-Netzwerk« vorgestellt habe und in dessen Rahmen ich selbst als MS-Patin aktiv bin, gibt es einen Absatz, der beschreibt, wann dein MS-Pate für dich da ist. Nämlich dann, wenn …

… es dich interessiert, wie dein MS-Pate die erste Phase nach der MS-Diagnose überstanden hat.

… dich Fragen quälen, die du dich nicht traust, deinem behandelnden Arzt zu stellen.

… dich irritiert, wie deine Mitmenschen auf deine MS-Diagnose reagieren.

… du Fragen zum Bewältigen deines Alltags mit MS hast.

… du wissen möchtest, wie dein MS-Pate mit den ihm nahestehenden Personen über die Krankheit gesprochen hat.

… du Tipps brauchst, wie du schlechte Momente wieder vertreiben kannst.

Ich freue mich sehr, dass ich euch mit meinem Buch viele eurer Fragen beantworte, meine Erfahrungen mit euch teile und euch Tipps liefere, die sich in meinem Leben mit MS bewährt haben. Es kann euch zwar keinen MS-Paten ersetzen, aber ich hoffe, ihr habt damit in eurem Alltag mit MS einen wertvollen Helfer in der Hand.

Denkt immer daran, dass es nur zwei Tage in eurem Leben mit eurer Multiplen Sklerose gibt, an denen ihr nichts ändern könnt: der eine war gestern, der andere ist morgen!

Alles Liebe!

Eure Anna

Eins noch: Fühlt euch herzlich eingeladen, mir zu schreiben, wie ihr das Buch bewertet. Teilt mir auch liebend gerne mit, ob ihr weitere Themen habt, die in so einem Buch rund um die Multiple Sklerose nicht fehlen dürfen. Ich berücksichtige sie gerne, wenn eine Aktualisierung ansteht, versprochen!

Hier findet ihr mich auf Instagram

Dank

Dieses Buch wäre ohne die großartige Unterstützung von Herrn Prof. Dr. Hemmer nicht möglich geworden. Ein ganz großes und herzliches DANKESCHÖN!

Sachregister

Damit ihr von diesem Buch in bester Weise profitiert, habe ich euch noch ein Verzeichnis der wichtigsten Stichwörter angehängt. So könnt ihr schnell zu dem Thema blättern, das euch interessiert.

T

U

V

Quellennachweis

1 **https://dgn.org/wp-content/uploads/2019/05/190527_Experteninterview_Haas.pdf**
(zuletzt aufgerufen am 03.08.2022)

2 **https://www.msif.org/wp-content/uploads/2020/10/
Atlas-3rd-Edition-Epidemiology-report-EN-updated-30-9-20.pdf**
(zuletzt aufgerufen am 08.02.2024)

3 Eppinger, Ute (2017): Multiple Sklerose.
https://www.dasgehirn.info/krankheiten/multiple-sklerose/ms-unter-der-lupe
(zuletzt aufgerufen am 08.02.2024)

4 Trotz ms Redaktion (2017):
Schnelles Handeln gefragt: Bei Verdacht auf Multiple Sklerose keine Zeit verlieren.
**https://www.trotz-ms.de/wissen/grundlagen/
schnelles-handeln-gefragt-bei-multipler-sklerose-keine-zeit-verlieren**
(zuletzt aufgerufen am 20.08.2022)

5 **https://www.rtl.de/cms/anna-kraft-hat-multiple-sklerose-so-tapfer-geht-die-rtl-moderatorin-mit-der-krankheit-um-4820800.html**
(zuletzt aufgerufen am 20.08.2022)

6 **https://www.neurologie.mri.tum.de/sites/default/files/redaktion/dateien/sonstige/
paten-programm_fur_ms_patienten_flyer_aug2022.pdf**

7 **https://www.neurologie.mri.tum.de/de/webformular/paten-programm-fuer-ms-patienten**

8 Chunder, Rittika; Weier, Alicia; Mäurer, Hannah; Kuerten, Stefanie (2022):
Antibody cross-reactivity between casein and myelin-associated glycoprotein results in central nervous system demyelination. PNAS 119 (10): e2117034119;
https://www.pnas.org/doi/full/10.1073/pnas.2117034119
(zuletzt aufgerufen am 11.04.2024)

9 Helga Einecke (2013):
Milliarden gegen ein tückisches Leiden.
https://www.sueddeutsche.de/wirtschaft/pharmaforschung-zu-multipler-sklerose-milliarden-gegen-ein-tueckisches-leiden-1.1739546
(zuletzt aufgerufen am 10.02.2024)

10 **https://de.statista.com/outlook/hmo/pharmazeutika/multiple-sklerose-medikamente/
weltweit?currency=eur#umsatz**
(zuletzt aufgerufen am 10.02.2024)

11 **https://de.statista.com/statistik/daten/studie/158088/umfrage/arzneimittelumsatz-in-apotheken-und-krankenhaeusern/**
(zuletzt aufgerufen am 10.02.2024)

12 **https://www.fsa-pharma.de/de/mitteilungen/presse/archiv/transparenzveroffentlichungen-2022/**
(zuletzt aufgerufen am 10.02.2024)

13 **https://der-arzneimittelbrief.com/artikel/2022/korruption-im-gesundheitswesen-kaum-besserung-in-europa**
(zuletzt aufgerufen am 11.04.2024)

14 **https://www.rki.de/SharedDocs/FAQ/Vitamin_D/Vitamin_D_FAQ-Liste.html**
(zuletzt aufgerufen am 10.02.2024)

15 **https://www.atlasofms.org/fact-sheet/germany**
(zuletzt aufgerufen am 10.02.2024)

16 Bundesministerium für Bildung und Forschung: Newsletter 86, November 2017:
Epstein-Barr-Virus: Von harmlos bis folgenschwer;
https://www.gesundheitsforschung-bmbf.de/de/epstein-barr-virus-von-harmlos-bis-folgenschwer-7238.php
(zuletzt aufgerufen am 10.02.2024)

17 Bjornevik, Kjetil; Cortese, Marianna; Healy, Brian C. et al. (2022):
Longitudinal analysis reveals high prevalence of Epstein-Barr virus associated with multiple sclerosis. Science 375 (6578), S. 296–301;
https://www.science.org/doi/10.1126/science.abj8222
(zuletzt aufgerufen am 10.02.2024)

18 Bjornevik, Kjetil; Cortese, Marianna; Healy, Brian C. et al. (2022):
Longitudinal analysis reveals high prevalence of Epstein-Barr virus associated with multiple sclerosis. Science 375 (6578), S. 296–301;
https://www.science.org/doi/10.1126/science.abj8222
(zuletzt aufgerufen am 10.02.2024)

19 **https://dgn.org/presse/pressemitteilungen/stammzelltransplantation-bei-ms-ist-ein-reboot-des-immunsystems-eine-option/**
(zuletzt aufgerufen am 11.04.2024)

Die besten Infoquellen rund um MS

Deutsche Multiple Sklerose Gesellschaft Bundesverband (DMSG) e. V.:

https://www.dmsg.de

AMSEL – Aktion Multiple Sklerose Erkrankter Landesverband der DMSG in Baden-Württemberg e. V.:

https://www.amsel.de/

Krankheitsbezogenes Kompetenznetz Multiple Sklerose (KKNMS) e. V.:

https://www.kompetenznetz-multiplesklerose.de/

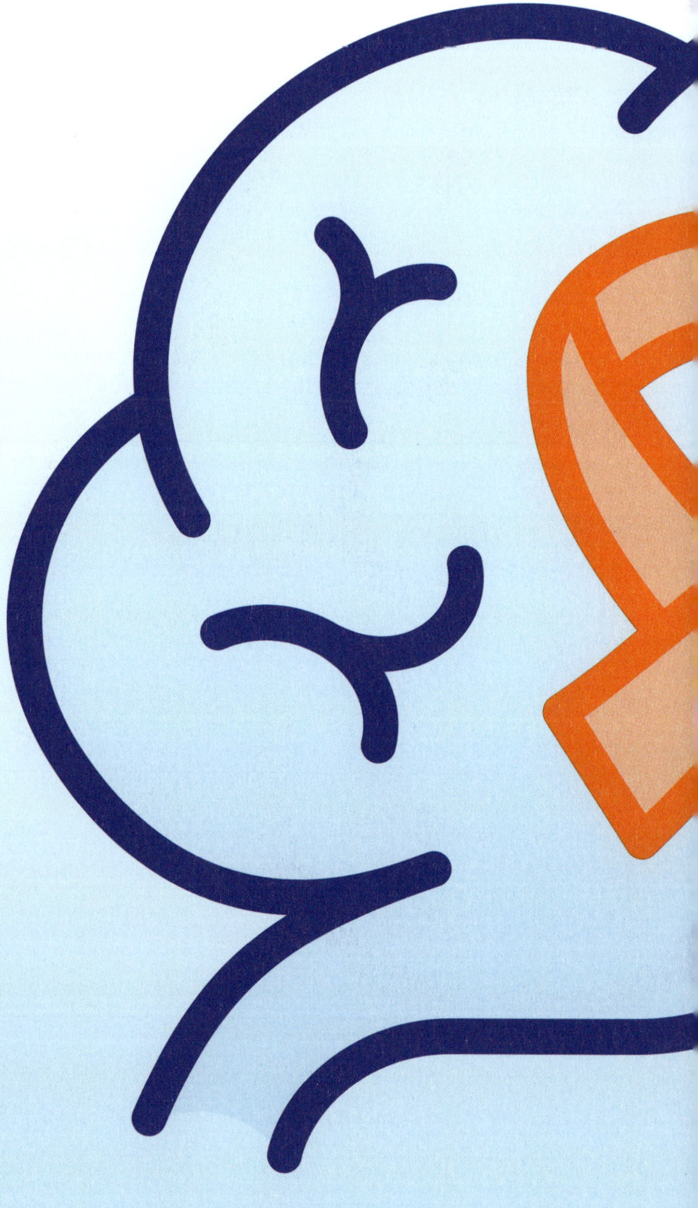

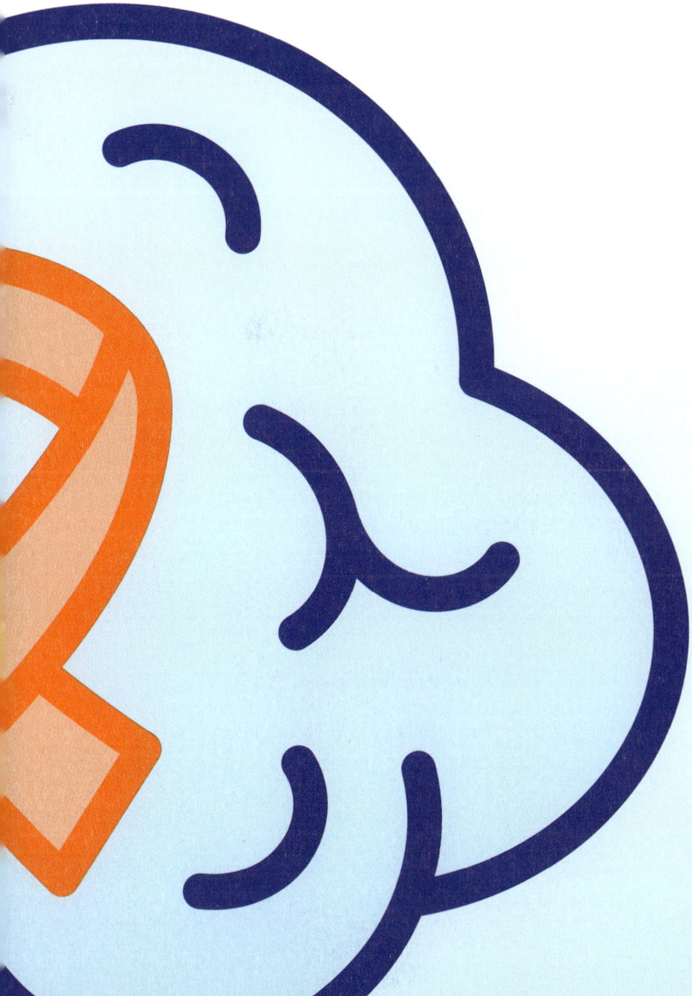

Impressum

Hinweis: Die Ratschläge/Informationen in diesem Buch sind von Autor*innen und Verlag sorgfältig erwogen und geprüft, dennoch kann eine Garantie nicht übernommen werden. Eine Haftung der Autor*innen beziehungsweise des Verlags und seiner Beauftragten für Personen-, Sach- und Vermögensschäden ist ausgeschlossen.

Gender-Hinweis: Aus Gründen der besseren Lesbarkeit wird in diesem Werk an manchen Stellen auf die gleichzeitige Verwendung der Sprachformen männlich, weiblich und divers (m/w/d) verzichtet. Sämtliche Personenbezeichnungen und personenbezogenen Hauptwörter gelten gleichermaßen für alle Geschlechter. Die verkürzte Sprachform beinhaltet keine Wertung, sondern hat lediglich redaktionelle Gründe.

Projektleitung: Philipp Christ
Textredaktion und Korrektorat: Susanne Schneider

Bildnachweis:
Covermotiv, S. 26, 42, 66, 156, 172:
Christian Martin Weiß
S. 10, 18: Krissi van der Viven
S. 52, 62, 98, 108: Dirk Spath
S. 80: Vanessa Schröder
S. 124: privat
S. 22, 23, 28: Vera Schlachter
S. 79, 107, 171: Adobe Stock/Arif_Vector
S. 188, 189: Adobe Stock/lovemask

Umschlaggestaltung, Innenlayout & Satz: Vera Schlachter, Veruschkamia, München
Herstellung: Timo Wenda
Reproduktion: Mohn Media Mohndruck GmbH, Gütersloh
Druck und Bindung: PBtisk, a.s., Příbram
Printed in Czech Republic

MIX
Papier | Fördert gute Waldnutzung
FSC® C004378
FSC www.fsc.org

Penguin Random House Verlagsgruppe FSC® N001967
ISBN 978-3-517-10293-1
www.suedwest-verlag.de